맨발걷기의 첫걸음

맨발걷기의 첫걸음

자연으로 돌아가라

국일미디어

풋풋한 첫사랑과 같은 책

내가 맨발걷기의 그 한없는 즐거움을 알게 된 것은 지금으로부터 22년 전인 2001년 봄 폴란드 바르샤바의 카바티숲에서부터다. 나는 맨발걷기의 경이로움과 맨발걷기로 인해 건강이 증진되는 놀라움을 직접 경험했다. 그리고 그 기쁨을 혼자서만 간직할 수 없었다. 그 비밀을 혼자 향유하기에는 맨발걷기의 의미와 효과가 너무나 크고 심오하였다.

더욱이 당시에는 아무리 뒤져봐도 맨발걷기의 효능을 전달하는 미디어 기록을 세상에서 찾을 수 없었다. 이에 나는 직접 나서서 하루라도 빨리 다른 사람들에게 맨발걷기를 알려야 한다는 소명의식에 사로잡히게 되었다.

맨발걷기에 관한 타인의 연구기록이나 증언이 충분치 않다보니 나는 스스로의 건강검진 기록들을 되찾아 확인하면서 연구를 진행해야 했다. 기록을 보니 맨발걷기 이후 각종 콜레스테롤 수치와 간기능 수치가 개선되었음을 확인하였고, 이는 그간 내가 직접 맨발로 걸으며 체감한 결과와 그대로 일치하는 것이었다.

거기서부터 시작된 맨발걷기 이론과 치유의 메커니즘에 대한 연구는 마침내 도서 출간으로 이어지게 되었다. 연구결과 외에도 맨발로 숲길을 걸으며 만난 아름다운 단상들을 정리하였고, 그로부터 5년 후인 2006년 내가 대한민국으로 귀국할 무렵 저서 『맨발로 걷는 즐거움』이 최초로 발간되었다. 본서는 그 개정판이다.

이 책은 맨발걷기에 관한 우리나라는 물론 세계 최초의 이론서이자 실무서가 되었다. 이 책을 본 많은 독자들은 부족하나마 맨발걷기의 효능을 확인할 수 있었고 맨발로 걷는 즐거움에 공감할 수 있었다.

본서를 통해 맨발걷기를 접한 독자 중에는 마라톤 마니아로 유명한 조웅래 회장맥키스컴퍼니 CEO도 있었다. 조 회장은 스스로 맨발걷기를 실천했을 뿐 아니라 더욱 많은 사람들에게 맨발로 걷는 즐거움을 알리고자 대전 계족산에 사비를 들여 황톳길을 만드는 대단한 사업을 진행했다.

본서가 발간된 지 불과 3개월 되어서 일어난 일이었다. 이러한 과정에서 맨발걷기는 사람들 사이에 라이프트렌드Life Trend의 하나로서 자리매김하게 되었다.

맨발걷기가 사회 전반으로 그 영향력을 서서히 넓혀나가면서 나 또한 본업이던 금융업계에서 은퇴하고 본격적인 대對국민 맨발걷기 확산 계몽운동에 나섰다. 2016년 7월 서울 대모산에서 무료 초대 프로그램인 '맨발걷기숲길힐링스쿨'을 개설한 것이 그 시작이다.

프로그램을 운영하면서 맨발로 걸은 사람들의 다양한 치유사례를 수집할 수 있었다. 그리고 이를 통해 나는 맨발걷기의 치유 메커니즘을 더욱 정교화시켰고 이를 연이어 저서『맨발로 걸어라』2021와『맨발걷기의 기적』2019에 담아 출간했다.

지난 2022년 9월에는 더욱 더 기적 같은 일이 일어났다. 말기 전립선암으로 병원에서 치료불가 판정을 받고 죽음을 기다리던 74세 박성태 교수가 맨발걷기로 인해 되살아난 것이다.

당시 박 교수의 PSA전립선암 표지자 수치는 무려 935.8에 육박했고 암세포가 뼈로 전이되어 흉추 9번, 10번이 새카맣게 썩어 걸음조차 걷기 힘들었다고 한다.

나의 저서『맨발로 걸어라』를 읽게 된 박 교수는 치유의 가능성을 확신한 후 남양주 자택 뒤에 있는 금대산을 맨발로 걸었다고 한다. 그러자 그의 몸 상태는 하루하루 호전되기 시작했다.

그리고 맨발걷기를 실천한 지 2개월 만에 그는 말기 전립선암이 깨끗이 완치되었다는 판정을 받았다. 그의 PSA 수치는 0.058로 내려갔고 흉추에 까맣게 전이된 암세포들은 모두 소멸되어 하얗게 재생되어 있었다.

이 사실은 국내 주요 일간신문에 대대적으로 보도되었고 전국에 맨발걷기 열풍을 불러일으켰다. 이로 인해 나의 맨발걷기 확산운동 또한 또 한 번의 전기를 맞이할 수 있었다. 국내 주요 신문들이 나의 맨발걷기 운동과 그 놀라운 치유사례들을 보도해주었던 것이 큰 힘이 되었다.

내가 운영하는 단체인 '맨발걷기시민운동본부'는 2023년을 '전국민 맨발걷기의 원년'으로 선포했고 매월 셋째 주 토요일을 '온국민 맨발걷기의 날'로 지정하였다.

사실 맨발걷기시민운동본부는 하루 세끼 밥을 먹듯이 매일 3회 이상씩 맨발걷기를 할 것을 권장한다. 그러나 적어도 한 달에 1회는 전 국민이 맨발로 땅을 밟고 건강한 삶을 되찾길 바라는 마음에서 '온 국민 맨발걷기의 날'을 지정한 것이다.

이와 동시에 맨발걷기시민운동본부는 국민들의 '접지권'을 보장하기 위한 '접지권 입법화 운동'을 진행하고 있다. 접지권이란 국민 누구나 집 근처 흙길에서 그리고 공원에서 맨발로 땅을 밟으며 산책하고 바로 옆에 설치된 세족대에서 발을 씻고 귀가할 수 있는 권리를 말한다.

현재 우리가 살고 있는 아파트 단지 등의 거주지와 주변의 근린공원은 거의 대부분의 지면이 아스팔트, 시멘트, 우레탄, 인조잔디, 야자매트 등 부도체로 포장되어 있다. 접지권 보장 입법화는 이런 부도체 포장을 걷어내고 일정 비율의 보행로를 흙길로 조성하고 세족시설을 설치하도록 의무화하자는 것이다. 이렇게 되면 우리는 일상생활 속에서 맨발걷기를 실천할 수 있고 국민 전반의 건강과 삶의 질은 제고될 것이다.

태고적부터 모든 땅은 흙길로 이뤄져있었으며 접지권은 애초부터 인간이 보유해온 건강권과 환경권의 하나였다. 그러나 급속한 도시화가 진행되는 과정에서 대부분의 한국인들은 인지하지도 못한 채 소중한 권리를 빼앗겨버렸다. 그런 점에서 접지권 보장 입법화 운동은 국민들의 빼앗긴 권리를 되찾아주는 사회정의를 실현하는 일이기도 하다.

맨발걷기시민운동본부는 국회 및 환경부, 국토교통부와 접촉하여 '접지권' 입법을 추진하고 있다. 헌법 제35조 제1항에서 "모든 국민은 건강한 환경에서 생활할 수 있는 권리가 있다"라고 정한 바 대한민국의 위정자들은 이러한 명문에 맞춰 국민들의 접지권 확보에 충실히 임할 의무가 있는 것이다.

또한 맨발걷기시민운동본부의 회원들은 각자가 적극적으로 나서 자신이 살고 있는 지역의 지방자치단체에 접지권 보장을 제도화할 것을 건의하고 있다. 전국 곳곳의 지방자치단체에 접지권 확보 및 주거지 인근 황톳길 조성에 대한 건의가 빗발치고 있는 것이 그 예이다.

특히 전주시 의회에서는 지난 2023년 2월 15일 우리나라 최초,

그리고 세계 최초로 접지권의 내용을 명문화한 '맨발걷기 활성화에 관한 조례' 입법이 통과되고 선포되었다.

이제 이러한 우리의 노력은 머지않아 대한민국의 전 지자체를 넘어 전 세계로도 뻗어나갈 것이라 믿어 의심치 않는다. 한국의 맨발걷기가 전 세계의 표준이 되고, 세계인의 건강한 삶을 이루는 근간이 될 것이라는 믿음이다.

이를 위해서 나는 최근 유튜브에 영어로 된 '맨발 강의_{Barefoot Lecture}' 영상을 만들어 올리는 등 다양한 활동을 펼쳐나가고 있다.

이처럼 맨발걷기에 관심을 갖는 독자들이 늘어나자 한때 절판 서적이었던 본서, 『맨발로 걷는 즐거움』_{2006년 발간}을 찾는 문의가 쇄도했다. 내가 집필한 최초의 책이라는 점에서, 이후에 쓴 다른 어떤 책들보다 우아하고 유려한 문장으로 맨발걷기를 표현했다는 점에서 독자들의 궁금증을 자아냈기 때문이다.

본서는 맨발걷기에 관한 최초의 기록서이자 안내서다. 맨발에 관한 지식이 최초로 구성된, 그러면서 맨발에 관한 수줍은 정감이 넘쳐나는 그야말로 풋풋한 첫사랑과 같은 책이다. 본서의 출간은 이러한 책을 다시 한 번 만나고 싶은 독자들의 요구 아래에 준비되었다.

특히 본서의 출간이 준비되고 있는 2023년은 바야흐로 전국에 맨발걷기 열풍이 요원의 불길처럼 확산되고 있는 그런 시점이다. 본서의 출간과 함께 곧이어 나올 신간『맨발로 치유하라』가제의 연이은 출간을 계기로 맨발걷기의 정신과 치유의 메커니즘이 독자 여러분과 세계에 널리 알려지고 사랑받는 또 한 번의 전기가 마련되기를 바라 마지않는다.

2023년 입춘

대모산 숲길에 맨발로 서서

저자 박동창 드림

맨발걷기를 위하여

레베카 솔릿은 『걷기의 역사Wanderlust - the History of Walking』2000에서 "걷기의 역사가 기록된 적은 없다. 그러나 우리가 무심코 지나치는 수많은 책에서, 노래에서, 거리에서 그리고 모든 사람의 모험에서 이 은밀한 역사의 파편들을 발견할 수 있다"라고 말하고 있다.

그렇다. 인류의 일상적이고도 보편적인 이동 행위인 걷기에 대해서조차 체계적인 기록을 찾기가 쉽지 않을 터인데 하물며 그 걷기 중에서도 오늘날 일상의 상궤를 벗어나 있는 맨발걷기에 대한 기록을 찾기란 얼마나 어렵겠는가?

현재까지 전해져 내려오고 있는 각 대륙 원주민들의 삶의 편린 속에서 또 세계 각국의 축제 의식 속에서 그나마 인류의 맨발걷기 역사와 의미를 유추해 볼 수 있다. 그리고 선인들이 남겨놓은 미술작품 등에 등장하는 인물들의 모습을 통해서 그 시대 사람들의 삶이 맨발로 이루어졌음을 일부 확인할 수 있다.

다행히 최근에 맨발의 중요성에 대한 인식이 새로워지면서 족부학足部學을 전공한 의사들을 중심으로 맨발에 대한 의학적 연구가 일부 진행되고, 또 그를 실천하고자 하는 노력도 제한적인 범위에서나마 이루어지고 있음은 다행이라 하겠다.

우리나라의 경우에도 웰빙Well-being 바람으로 최근 몇 년 사이 곳곳의 시민공원이나 휴양림 등에 맨발걷기 지압보도가 만들어졌고, 숲 찾기 문화행사 등의 프로그램에 '숲길 맨발걷기' 행사가 등장하였다.

그러나 아직도 맨발걷기의 즐거움과 친환경적 의미 그리고 놀라운 치유효과에 비하면 그에 대한 연구나 사회적 관심은 참으로 미미한 실정이다. 더욱이 맨발로 걷는다는 그 지극한 단순성과 그를 실천하고 생활화하는 데 거의 코스트가 들지 않는다는 그 완벽한 경제성에도 불구하고 맨발걷기의 중요성과 활용방안이 좀 더 광범위하게 인지되고, 개발되지 못하고 있는 현실이 이 글을 쓰는 직접적인 동기가 되었다.

이에 본서는 맨발걷기를 통해 얻을 수 있는 경이로운 즐거움과 친환경적 사랑의 눈 뜨임, 그리고 각종 현대 문명병의 예방적 치유효과 등을 체험적으로 기술함으로써 현대를 살아가는 사람들에게 건강과 기쁨으로 충만한 새로운 삶의 가능성을 제시하고자 한다.

그리고 숲길 맨발걷기의 다양한 방법과 맨발걷기를 할 때의 유의사항 그리고 안전수칙을 기술함으로써 누구나 즐겁고, 쉽고, 안전하게 맨발걷기를 실행할 수 있도록 돕고자 한다. 아울러 숲길에 나서기 어려운 도시인들의 일상생활을 감안하여 숲길이 아닌 집에서 맨발걷기의 효과를 재현하는 방법 등도 제시해 보려한다.

또한 삶의 한 방식으로서나 종교적인 수행과 철학적 사유의 한 방편으로서 그리고 예술혼의 표현 방식으로서의 맨발걷기에 대한 역사적인 사례들을 조명하여 맨발걷기의 중요성을 조금이나마 더 일깨워 보려한다.

그리하여 제한된 범위에서나마 맨발걷기의 생활화가 이루어져 우리 모두가 좀 더 건강하고 활력 있는 삶을 열어가길 바란다. 그것은 또 모든 생명과 영혼의 모태인 자연, 그리고 숲과 그 속에서 살아가고 있는 수많은 생명체에 대한 사랑을 확인하는 계기가 될 것이다. 이는 우리 모두가 인간 본연의 생체리듬에 맞는 맨발형 인간으로 살아감으로써 건강한 사회와 나라 그리고 세계를 이루는 데 작은 밑거름이 되리라는 나의 애정어린 소망이기도 하다.

2006년 새 봄날
숲길에 맨발로 서서
저자 박동창 드림

차
례

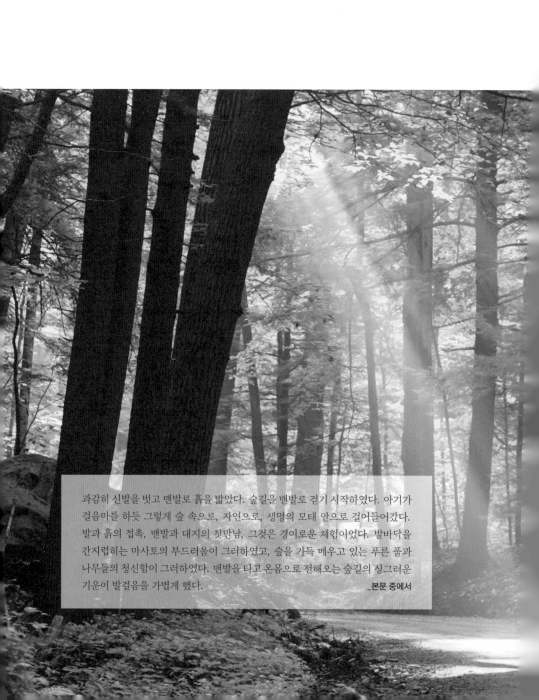

과감히 신발을 벗고 맨발로 흙을 밟았다. 숲길을 맨발로 걷기 시작하였다. 아기가
걸음마를 하듯 그렇게 숲 속으로, 자연으로, 생명의 모태 안으로 걸어들어갔다.
발과 흙의 접촉, 맨발과 대지의 첫만남, 그것은 경이로운 체험이었다. 발바닥을
간지럽히는 마사토의 부드러움이 그러하였고, 숲을 가득 메우고 있는 푸른 풀과
나무들의 청신함이 그러하였다. 맨발을 타고 온몸으로 전해오는 숲길의 싱그러운
기운이 발걸음을 가볍게 했다.

_본문 중에서

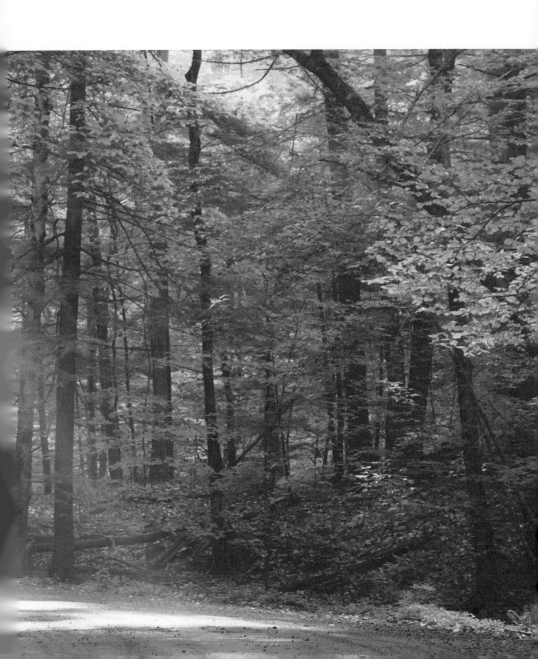

1장

맨발을 통한
대지와의 교감

1

처음으로 신발을 벗다

맨발로 흙과 자갈을 밟아본 일이 있는가? 맨발로 숲길을 걸으며 대지로부터 전해지는 사랑의 촉감을 오롯이 느껴본 적이 있는가? 어린 시절 시골에서 신발을 벗어놓고 뛰어논 경험이나 여름철 해수욕장의 백사장을 조심조심 걸어본 일은 있을 것이다. 그러나 그런 것들을 제외하면 맨발로 흙을 밟거나 대지를 걸어본 경험이 많지는 않을 것이다.

'신발 문명'은 우리를 흙과 대지로부터 멀어지게 했다. 또한 현대인은 일생의 대부분을 시멘트와 아스팔트로 포장된 도시에서 살게 된다. 자신들이 대지로부터 격리되고, 자연으로부터 소외되었다는 사실을 인지하지 못한 채 하루하루 살아가고 있는 것이다.

나 역시 다르지 않다. 지리산 자락의 심심산골 함양 땅에서 어린 시절을 보냈음에도 불구하고 맨발의 기억은 별로 없다.

항상 검은 고무신을 신었고 추석이나 설 때가 되면, 새 운동화를 얻어 신을 수 있을까 기대에 부풀곤 했다. 구두를 신는 일은 꿈에서나 실현 가능한 소원이었다.

신발은 언제나 내 생활과 의식의 일부를 차지하고 있었기에 신발을 벗고 생활한다는 것은 생각을 할 수도 없었다.

수년 전 텔레비전을 보던 나는 맨발로 청계산을 오르내리는 노인의 이야기를 우연히 접하게 되었다. 간암말기 환자였던 그는 한 달 정도의 여생이 남았다는 선고를 받고 병원에서 퇴원을 하게 된다. 그는 퇴원을 한 그날부터 바로 맨발로 청계산을 오르기 시작했다. 맨발걷기가 건강을 찾아준다는 얘기에 마지막 희망을 품고 도전했던 것이다.

그런데 정말로 기적이 일어났다. 한 달밖에 살지 못한다던 그는 한 달이 지나도 기운을 잃지 않았다. 맨발의 산행을 계속하던 그가 진짜로 건강을 회복하게 된 것이다. 차츰 몸의 원기와 얼굴의 혈색이 돌아오고 미칠 듯이 괴롭히던 통증도 사라졌다. 병원에 가서 검사를 해보니 암으로 굳어졌던 간이 완벽히 재생되었다는 결과를 받았다.

맨발로 땅을 밟았고 대지를 걸었다. 그리고 맨발로 산길을 올랐다. 그랬더니 암으로 석화된 간이 완전히 재생되었다. 한 달밖에

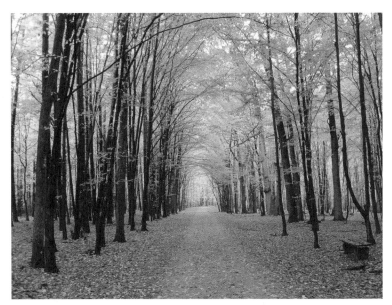

카바티숲의 산책로

살 수 없었던 사람이 수개월 만에 다시 건강을 회복하였다. 그 소
식을 접하는 순간 나도 모르게 무릎을 쳤다.

나 또한 지난 수년여 시간 동안 폴란드에서 은행 경영을 하면
서 겪은 스트레스로 인하여 간이 상해있었고 오랫동안 병원신세
를 지고 있었다.

살아온 나날을 돌이켜봐도 평생 감기를 달고 살았으며 만성적
인 불면증을 앓고 있었다. 그런 내게 그 노인의 이야기는 또 다른
삶의 길을 보여주는 이정표가 되었다.

나는 당장 맨발걷기를 시작해야겠다고 다짐했다. 그날로 나는

당시 내가 거주하고 있던 폴란드 바르샤바의 집 뒤에 있는 카바티 숲에 찾아갔다. 카바티숲은 924헥타르924만㎡에 달하는 거대한 숲으로 맨발걷기를 하기 이전에도 내가 주말이면 종종 운동화를 신고 걷던 곳이었다.

이번에는 운동화를 벗었다. 막상 평생을 달고 살던 신발을 벗자니 망설여지기도 했다. 그러나 신발은 일평생 나를 가둬온 감옥이었고 나는 그 감옥에서 벗어나야 한다는 일념에 사로잡혔다.

과감히 신발을 벗고 맨발로 흙을 밟았다. 숲길을 맨발로 걷기 시작하였다. 아기가 걸음마를 하듯 그렇게 숲 속으로, 자연으로, 생명의 모태 안으로 걸어들어갔다.

발과 흙의 접촉, 맨발과 대지의 첫만남, 그것은 경이로운 체험이었다. 발바닥을 간지럽히는 마사토의 부드러움이 그러하였고, 숲을 가득 메우고 있는 푸른 풀과 나무들의 청신함이 그러하였다. 맨발을 타고 온몸으로 전해오는 숲길의 싱그러운 기운이 발걸음을 가볍게 했다.

그것은 대지와의 오랜 격리를 해소하는 뜻깊은 의식이었다. 자연과 더불어 살아가고자 하는 합일의 첫걸음이었고 자연을 온몸으로 사랑하는 방법을 깨우치는 생명의 한 소식消息이었다. 또한 반복적인 맨발걷기 습관은 그 동안 잃어버렸던 건강을 되찾아준 치유의 열쇠였다.

이제는 내가 경험한 경이로운 맨발걷기를 많은 사람과 나누고 싶다. 그들이 맨발걷기의 효과와 즐거움을 만끽하고 보다 많은 사람과 그 사실을 공유했으면 싶다.

어쩌면 당신에게 선고된 죽음의 순간조차 건너뛸 수 있다는 믿음과 함께.

2

맨발 – 버림의 철학, 벗음의 미학

어릴 때부터 우리는 집을 나설 때 반드시 신발을 신도록 교육받아 왔다. 그래서 신발을 벗고 길을 걷는다는 것은 상상할 수도 없는 일이었다. 아마도 그런 일은 정신 나간 사람이나 할 수 있는 짓으로 치부해버릴 것이다.

사정이 이러하니 건강을 위해 맨발로 길을 걷는다는 것조차 실행이 쉽지 않음을 모두가 공감할 수 있으리라. 체면을 중시하는 점잖은 사람의 경우에 그 어려움이 더할 것이다.

나 또한 처음에는 이미 신체의 한 부분이 되어있던 신발을 벗는 일이 쉽지 않았다는 것을 기억하고 있다.

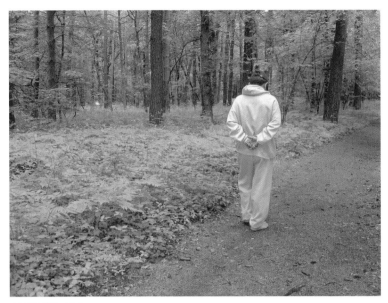

숲길을 걷는 모습

　처음으로 맨발걷기를 시작할 무렵 우리집에서 숲까지는 약 1km
정도 떨어져있었다. 그 거리를 지나다니며 거리낌 없이 신발을 벗
는 데까지 약 6개월의 시간이 걸렸다. 누군지도 모를 행인들의 이
목을 신경썼기 때문이었다. 나는 행인들의 시선이 두려워 숲에 들
어가서야 신발을 벗곤 하였다.

　숲길에서 오가는 사람들을 만날 때에도 두려운 마음은 사라지
지 않았다. 나는 괜히 더 큰 소리로 인사해 시선을 돌리기도 했고
일부러 손을 들어 손에 들고 있는 신발을 보여주기도 했다.

　그럼으로써 사람들이 공연히 나를 정신 나간 사람으로 오해하
지 않도록 했다. 어찌저찌 신발은 벗었지만 여전히 내 의식 저변에

는 맨발걷기는 제정신이 아닌 사람들이 하는 것이라는 편견이 존재하고 있기 때문이었다.

신발을 신어야 한다는 고정관념, 맨발이었을 때 쏟아지는 의아한 시선들이 맨발걷기를 어렵게 한다. 그러나 고정관념을 벗어던지고 나면 무한한 자유를 느낄 수 있다. 그것은 우리를 속박해온 관습의 틀을 벗어던질 때 얻는 해방감과 비슷하다.

또 단절되어있던 자연과 다시 접하면서 오는 즐거움이기도 하다. 그래서 맨발에는 '버림의 철학'과 '벗음의 미학'이 있다.

시인 오세영은 자신의 시 「맨발」에서 이렇게 노래하고 있다.

누가 버렸을까
망초꽃 흐드러지게 핀 산길에
헤진 신발짝 하나,
맑은 이슬이 고여 있다. 호수처럼
푸른 하늘이 담겨 있다.
오피스의 시멘트 바닥을 밟고
자동차의 페달을 밟고
보도의 아스팔트를 밟고 살다가
드디어 맨발이 된 그,
그는 흙과 살의 경계를 벗어나

측백처럼

나무가 된 것일까,

짐승이 된 것일까,

산길은 홀로 걷는 맨발의 길.

돌아보면 세상은

어지러운 구둣발 소리뿐인데

버림으로써 산이 된 그와

버려져서 비로소 호수가 된 그의

신발.

　　버림으로써 산이 되고 버려져서 호수가 되는 이치, 맨발로 산길을 걸을 때 나무가 되고 짐승이 되는 합일의 깨우침을 이렇게 명징한 시어로 표현하고 있다. 우리 모두 신발을 벗어보지 않겠는가? 버림과 벗음의 새로운 지평이 거기에 있다.

어머니 대지와의 연결

대지는 생명의 모체이다. 뭇 생명을 잉태하고 키워내는 어머니다. 그리고 생태계를 선순환시키는 불멸의 에너지다. 봄이 되면 새싹을 틔우고, 여름이면 그 싹들에 꽃을 피워낸다. 가을에는 열매를 맺게 하고, 낙엽을 떨어뜨린다.

대지는 낙엽들을 제 가슴에 품고 썩혀 또 다른 생명의 양분을 만들어낸다. 그렇게 겨우내 하얀 눈을 둘러쓰고 있다가 다시 태어날 새봄의 생명들을 때맞추어 올려보낸다.

유감스럽게도 오늘날 우리들은 어머니 대지와 격리된 채 살아가고 있다. 일년 내내 마음 편하게 대지를 밟아보기도 힘들고, 그

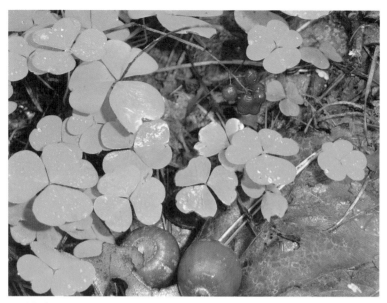

생명을 올려보내는 대지

의 풋풋한 흙내음도 맡아보지 못한 채 건조한 삶을 살아가고 있는
것이다. 거기에다 각종 운동화와 구두는 어머니 대지와의 거리를
한층 더 멀게 만들고 있다.

아메리칸 인디언들은 "건강한 발은 대지의 박동을 들을 수 있
다"고 하였다. 또 "대지를 맨발로 걸으면 우리의 정신이 우주로 연
결되어진다"고 믿었으며, "우리의 발은 대지 위를 흐르는 에너지
와의 접촉 창구"라고도 하였다.

그렇다. 맨발이 되지 아니하고는 어머니 대지의 사랑을, 울림
을, 그 생명의 근원적인 힘을 들을 수도 느낄 수도 없는 것이다. 대

지로부터 전해져오는 그 생명의 에너지를 나누어 받을 수가 없는 것이다.

　오늘날 현대인의 문명병은 대지와의 격리에서 비롯되었다 하여도 과언이 아니다. 자연으로부터의 소외, 어머니 대지로부터의 격리는 스트레스와 우울증을 악화시키고 이는 각종 질병의 원인이 된다.

　가정에서 어머니와 정서적, 신체적 접촉을 하지 못하고 자란 아이들 중에 문제아가 많이 발생한다. 이처럼 어머니 대지와 격리된 채 살아가는 뭇 현대인에게 문제의 소지가 다분한 것은 대자연의 섭리 속에서 보면 당연한 일이다. 사랑이 결핍되고, 생명의 에너지를 잃어버린 문제아적 인간, 이것이 오늘날 현대인의 모습인 것이다.

　이제 다시 어머니 대지와의 사랑을 회복해야 할 때다. 어머니 대지에 가까이 다가서보자. 그래서 영원한 생명의 모체로부터 생명의 에너지를 받아들이자. 그것은 오늘날 우리가 앓고 있는 문명병을 치유하는 길이 될 것이고 소외와 상실로부터 우리를 회복시키는 절체절명의 해법이 될 것이다.

　그러기 위해서는 신발을 벗어야 한다. 양말을 벗어야 한다. 문명의 억압을 모두 풀어놓고 맨발로 어머니 대지에게로 발걸음을 옮겨야 한다. 맨발은 대지의 에너지를 흡수하기 시작할 것이다. 맨발로 대지의 맥박 소리를 듣고 어머니 대지로부터 전해지는 사랑을 받아들여라. 어머니 대지는 우리들로부터 아무것도 원치 않는다. 다만 우리들이 따뜻한 맨발로 자신의 품에 안겨오기만 바랄 뿐이다.

레바논계 미국 시인 칼릴 지브란은 노래하였다.

"대지가 당신의 맨발을 느끼는 것을 기뻐한다는 사실과 바람이 당신의 머릿결을 흔들고 싶어한다는 사실을 잊지 마라."

스코틀랜드의 고산족 출신의 영국인 토마스 베인은 1914년 그의 논문 「기쁨과 효용에 관한 대화록 – 맨발걷기 연합」에서 말하고 있다.

"우리가 맨발로 대지를 걷는 것은 위대한 어머니 대지에 대한 감사의 입맞춤이다. 어머니 대지는 맨발로 걸어 그녀에게 사랑을 표현하는 모든 생명을 사랑하신다. 그리고 그들을 진정으로 축복해주신다."

어머니 대지는 영원하다. 어머니 대지는 무한하다. 우리는 맨발이 되어 어머니 대지의 그 영원한 모성에 다가서야 한다. 인간과 어머니 대지와의 사랑과 치유의 만남, 그것은 맨발이 될 때만 가능하다.

이 세상이 얼마나 아름다운지

비 그친 아침 숲길을 걷는다. 풀잎마다 영롱한 이슬방울을 매달고 있는 숲, 그 싱그러움과 청량함을 온몸으로 느끼며 길을 걷는다. 숲길 가득 나무들이 내뿜는 청신한 공기가 온몸을 씻어내리는 것을 느낄 수 있다.

나는 숲속 가득한 맑은 산소를 마시기 위해 걸음을 자주 멈춘다. 그리고 숲길 주위의 나무와 풀의 푸르름에 감탄한다. 나무 숲 사이를 바쁘게 움직이는 다람쥐와 각종 새들까지 숲을 이루는 모든 것들에게 눈을 맞추어준다. 땅바닥을 기어다니는 달팽이, 딱정벌레, 개미 등에게도 인사를 전하면 살아움직이는 모든 생명체들에 대한 애틋한 사랑이 살아난다.

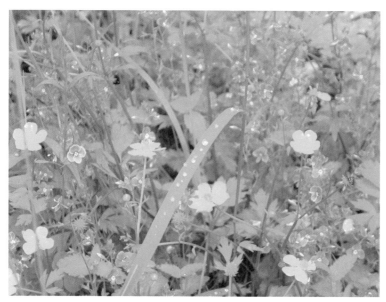
숲길에 핀 야생화

그들이 있기에 숲은 생명감으로 충만하다. 그 모든 가족들이 상생하면서 아름다운 생명의 터를 일구고 있기에 숲은 존재하는 것이다. 숲길의 맨발걷기는 이렇게 생명에 대한 만남과 인식의 장을 만들어준다. 나를 둘러싼 세상이 얼마나 아름다운 것들로 가득차 있는지 확인시켜준다.

거기에 숲길에 쏟아져내리는 하얀 아침햇살까지 만날 수 있다면 그보다 더 한 축복은 없다. 나뭇잎 사이로, 나뭇가지들 틈으로 비집고 켜켜이 내리는 햇살, 그것은 소리 없이 멜로디를 이룬다.
해의 방향에 따라 때로는 위에서 아래로 내려꽂히고, 때로는 한

쪽 옆에서 빗금을 그으며 쏟아진다. 햇살들이 이루는 찬란한 빛의 향연이 숲을 더욱 풍요롭게 한다. 짙푸른 잎새 사이로 쏟아지는 천연의 조명, 그것은 비록 무색이지만 가장 화려한 색깔이기도 하다.

이슬 먹은 나뭇잎은 그 빛을 받아 반짝이고, 아침 공기는 상큼하다 못해 서늘하기까지 하다. 그래서 간간이 쏟아지는 숲길의 햇살은 더욱 더 따스하게 느껴지는 축복이 되나보다.

햇살을 받고 있는 나뭇잎을 자세히 들여다보면 모락모락 김이 피어오르고 있다는 사실을 알게 된다. 나뭇잎들이 소리 없이 그러나 치열하게 벌이고 있는 광합성의 현장이다.

그들이 열심히 광합성을 한 덕분에 나는 현장에서 생산되어지는 싱싱한 산소를 얻어마시고 있는 것이다. 아! 이 얼마나 경이로운 생명의 현장이던가.

숲길을 걷다보면 대지와 우리를 연결하고 있는 기를 느끼게 된다. 맨발로 이러한 숲길을 걸으면 그 기운을 더더욱 깊게 느낄 수 있다. 촉촉이 젖은 대지의 기운이 온몸을 타고 올라 정신마저 가벼워진다.

순간 나는 숲과 하나가 된다. 자연과의 합일을 체험하게 된다. 아침 햇살이 내려비추이는 숲길을 맨발로 걸으며 온 우주가 하나의 생명체임을 깨닫는다. 사랑의 장, 축복의 장을 경이롭게 열어주는 아침 숲길을 향해 신발을 벗어보자.

숲속 생명체들에 대한 사랑

맨발로 숲길을 걷노라면 유난히도 많은 생물들의 주검들을 목격하게 된다. 길을 가로지르던 개미, 달팽이, 지렁이, 딱정벌레, 개구리 등이 사람들에게 밟혀 죽어있다. 상생하고 공생하는 대자연의 질서가 아무렇지도 않게 깨지고 있는 슬픔의 현장이다. 그들 또한 대지로부터 나고 자란, 우리와 같은 하나의 생명이다.

만약 우리의 아이들이 차도에서 아무런 대비도 없이 차에 치인다고 상상해보라. 그 안타깝고 참혹한 죽음을 어떻게 해야 막을 수 있을까? 조금만 더 주의했더라면, 조금만 더 자연에 대한 사랑에 눈을 뜨고 있었다면, 저 많은 생명체들의 무참한 죽음을 방지할 수 있었을 것이다.

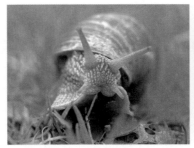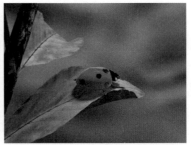

숲에서 만난 달팽이와 딱정벌레

맨발로 숲길을 걷다보면 작은 생명의 죽음도 쉽게 지나치지 못하게 된다. 신발을 신거나, 자전거를 타고 숲길을 달릴 때는 보이지 않던 작은 생명체들이 신발을 벗고 걷자 눈에 확연히 들어오는 것이다. 대지로부터 올라오는 에너지에는 생명의 소중함에 대한 인식도 담겨있기 때문이다. 숲길을 통해 하찮고 작은 생명들의 숨소리가 내 안으로 들어온다.

그렇기에 신발을 벗어던지는 일은 생명체에 대한 사랑을 실천하는 첫걸음이 되기도 한다. 맨발이 되면 우선 길 앞에 놓인 모든 사물에 주의를 기울이게 된다. 물, 흙, 돌 등 무생물에서부터 벌레, 나무, 이끼 등 생명을 갖고 있는 것들에 이르기까지 빠짐없이 눈길이 간다.

그리고 이 과정에서 마음이 열리고 그들을 사랑하는 마음을 갖게 된다. 우주 만물에 대한 대자대비大慈大悲, 끝없이 넓은 자비를 얻는 것이다. 더 나아가면 이러한 사랑을 적극적으로 실천할 수 있다. 숲길을 가로지르며 위험에 처한 그들을 구하여 보아라. 길 한가운데를 느릿느릿 기어가는 달팽이와 엉금엉금 걸어가는 딱정벌레를 조심스럽게 집어 길 옆 풀섶에 옮길 수 있다.

당신이 그들에게 다가가면 당장 그들은 몸을 움츠리고 방어자세를 취한다. 풀섶으로 옮겨진 이후에도 한참을 죽은 듯 가만히 움직이지 않는다. 이내 그들은 자신들이 공격받은 것이 아닌 보호받은 것임을 깨닫고 다시 갈 길을 간다. 얼마나 애틋한 생명간의 소통인가. 생명은 사람에게만 소중한 것이 아니라는 것을 깨닫게 하는 저 작은 몸짓, 그것에서 생명체로서의 연민과 사랑을 확인한다.

그들이 다시 길로 나올 때에 위험에 처하지 않기를, 나와 같은 누군가가 그들을 구해주기를 바라게 된다. 방어자세를 풀고 숲속으로 들어가는 그들의 모습에서 감사의 마음이 전해진다. 작은 생명의 구원을 통해 숲길을 맨발로 걷는 우리는 더욱 풍요롭고 자비로워진 마음을 얻게 된다.

숲길 한 가운데에 뒤집어져서 바로 서지 못해 고통스러워하고 있는 달팽이나 딱정벌레를 집어서 옮겨줄 때 전해져오는 그 느낌. 그것은 생명과 생명의 교감에서 오는 무한한 사랑의 확인이다.

우리 모두가 그러한 사랑의 마음을 가지고 살아간다면 우리의 삶은 정녕 더 평화롭고 더 아름다워지지 않겠는가?

맨발로 걷는 삶의 참된 의미가 여기에 있다 하겠다.

6

매일 그 자리에 서있는 거목

숲길을 산책할 때면 수많은 나무들이 나름대로의 자태를 뽐내지만 그중에서도 내가 좋아하는 거목이 하나 있다. 나는 항시 그 거목 한 그루를 지나치곤 한다.

그 거목은 나이가 수백 년은 되어보이는 참나무다. 이곳을 지나는 사람들에겐 숲을 보호하는 보호수로 통한다. 산림청에서도 주위에 펜스를 둘러놓고 따로 표지판까지 세워둘 정도로 중요한 가치가 있다.

수십 미터에 달하는 나무의 키에도 불구하고 그 자태가 반듯하여, 눈으로 직접 본 사람은 누구든 그 크기에 경도되곤 한다. 보는 순간 경건한 마음이 들어 멈춰서게 되는 그러한 나무다.

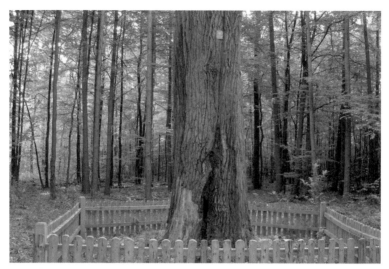
매일 같은 자리를 지키고 있는 거목

주위에는 어린 나무, 중치 나무들이 열병하듯 도열해 서있다. 그 모습들이 마치 거목을 호위하는 듯도 하고 대장 앞에서 사열하고 서있는 사열병들의 모습으로 보이기도 한다. 공연히 '열중 쉬어, 차렷' 하고 구호를 외쳐보고 싶다. 그러면 그 나무들도 구령에 따라 움직일 듯한 자태들이다.

숲길의 한 자리를 수놓고 있는 거목과 여타 작은 나무들의 정연한 도열의 아름다움, 그것은 마치 헝가리의 푸스타 대평원을 가로질러 집을 찾아가는 황혼녘의 거위들이 대장 거위를 정점으로 하여 삼각편대를 이루어 행진하는 모습을 연상케 한다.

대장을 중심으로 한 그 행진 모습이 워낙 일사불란하고 정연하기에, 그곳에서 어린 학생들을 대규모로 인솔하는 선생님들은 '거위 대형으로 서!'라는 구령을 내린다.

나무도 저러하고 거위들도 저러한데 무릇 인간 세계는 어떠한가? 사람들도 리더의 주위로 모이게 마련이다. 모든 일이 리더를 중심으로 결정되어지고 이루어진다.

이는 당연한 삶의 이치가 아닐까 싶다. 그래서 그 지도자 또한 크기와 굵기에 차이가 있을지언정 바로 저 대장나무와 같이 의연함과 반듯함에 다름이 없어야 한다.

우리 각자의 모습은 어떠한가? 우리는 지구 숲의 어디쯤에 뿌리를 박고 서있는가? 나의 모습은 어떠한 나무의 모습이며 어디에 위치하고 있는 것인가? 나는 얼마나 반듯이, 얼마만큼 커져 있는 것인가?

숲길의 맨발 산책에서 가져본 자문의 화두이다.

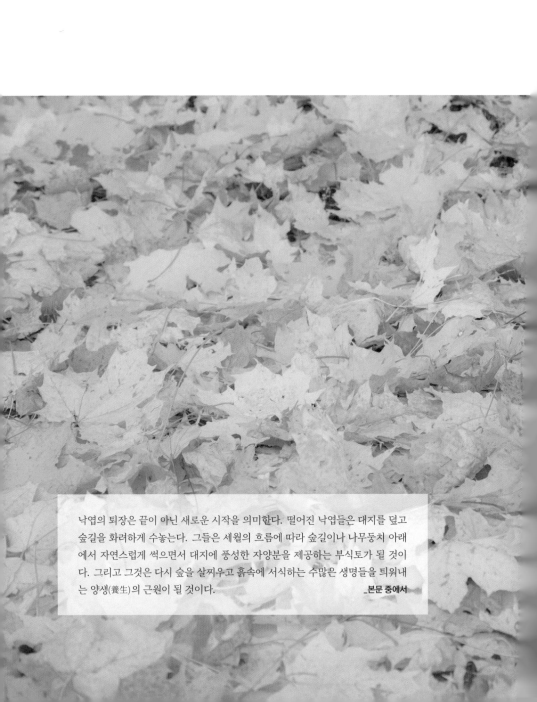

낙엽의 퇴장은 끝이 아닌 새로운 시작을 의미한다. 떨어진 낙엽들은 대지를 덮고 숲길을 화려하게 수놓는다. 그들은 세월의 흐름에 따라 숲길이나 나무둥치 아래에서 자연스럽게 썩으면서 대지에 풍성한 자양분을 제공하는 부식토가 될 것이다. 그리고 그것은 다시 숲을 살찌우고 흙속에 서식하는 수많은 생명들을 틔워내는 양생(養生)의 근원이 될 것이다. _본문 중에서

2장

맨발걷기와
자연의 순환

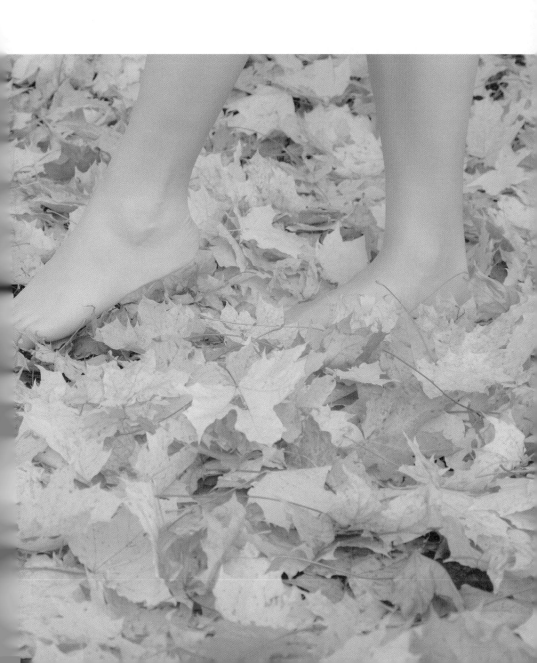

1

순환의 이치를 실감케 하는 숲길

봄이 오면 여름이 오고 여름이 오면 가을이 오고 또 가을이 오면 겨울이 온다. 그리고 겨울이 오면 어느 순간 저 너머에 봄이 와있다. 그것이 바로 계절이 순환하는 자연의 이치다.

숲길에도 어김없이 순환의 이치가 적용된다. 봄이 오면 나무에 새순이 돋고 잎들이 파릇파릇 돋아난다. 여름이 오면 나무와 숲들이 짙푸른 녹음을 이루고 가을이 되면 열매를 맺은 다음 어느새 잎들에 울긋불긋 단풍이 든다. 차가운 날씨의 겨울이 오면 낙엽들이 땅에 떨어진다.

그리고 그 낙엽들이 겨우내 눈과 비를 맞아 부식되면서 또 다

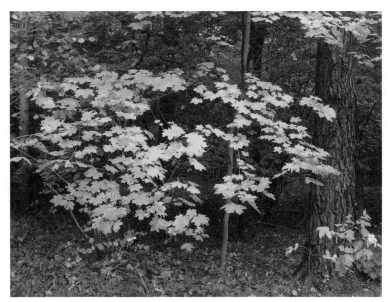

카바티숲의 낙엽진 나무

시 나무와 뭇 생명들의 자양분이 된다. 그리고 새 생명을 싹 틔우
는 비옥한 토양이 된다. 또 다시 봄이 오면 그렇게 떨어지고 부식
된 낙엽들이 새순을 돋게 하면서 어김없는 자연의 선순환을 이루
게 된다.

지난 주 바람이 많이 불어 낙엽이 흔들려 땅에 떨어졌는데, 어제
오후부터 밤새 겨울을 재촉하는 비가 아침까지 내린다. 비에 젖은
낙엽이 가득한 숲길이나, 낙엽길에서도 그러하지만 나의 집 옆 오
솔길도 낙엽이 수북이 쌓인 채 빗물을 가득 머금었다.

아마도 쌀쌀한 날씨 탓에 낙엽길의 관능의 미학보다는 위에서 말한 자연의 선순환 이치를 여실히 실감케 하는 시간들이다.

단풍이 든 숲에는 바람이 몇 날이고 불어, 그 낙엽들이 우수수 떨어진다. 다시 비가 내려 그 떨어진 낙엽들이 부식할 수 있도록 준비를 한다. 그럼 내년 봄 다시 그 부식토 속에서 새싹이 틔어올라온다.

이러한 순환의 이치는 사람에게도 똑같이 적용된다. 새 생명이 태어나는 것이 봄이고, 자라면서 청년기를 거침은 짙푸른 녹음을 이루는 여름에 해당할 것이고, 원숙한 장년기로 접어들 때는 울긋불긋한 색깔의 단풍으로 갈아입는 아름다운 가을이 된 것이라 하겠다.

어느 노老석학은 "살아보니, 지나고 보니, 인생의 가장 절정기는 철없던 청년시기가 아니라, 인생의 매운맛, 쓴맛 다 보고 무엇이 참으로 좋고 소중한지를 음미할 수 있는 60대 중반~70대입니다" 라고 말했다. 이와도 그 맥이 통하지 않을까 싶다.

그렇기에 위 노석학이 말한 60대 중반~70대 중반의 나이는 아직 노년기가 아닌 장년기다. 인생의 절정을 맞이하는, 그렇기에 가장 아름다운 단풍의 계절이라 정의할 수 있다.

이후 세월이 더 흘러 80~90대의 노년기로 접어들면서, 진정 아름다웠던 삶의 흔적과 낙엽을 떨어뜨리며 생을 마감하는 시기에 접어드는 것이 바로 인생의 겨울이 아닌가 싶다.

불가에서는 이생의 삶을 다한 후 인연이 닿는 곳에서 다시 태어난다고 한다. 환생이 그것이다. 자연이 순환하는 이치가 사람에게도 적용이 된다면, 환생 역시 가능해야 이치에 맞는 일이라 여겨진다.

자연은 그래서 위대하다. 계절의 순환은 물론 우리네 삶의 순환을 모두 가능케 해주기 때문이다. 계절의 순환처럼 우리도 새봄이 오면 다시 더 건강한 모습으로 젊게 태어나리라.

2

생동하는 새봄의 향연

만물이 소생하는 봄이 되었다. 들판에는 쑥과 냉이 씀바귀 등 봄 나물들이 파릇파릇 올라온다. 논두렁에 지천으로 돋아나는 바로 그 봄나물들이다.

그리고 화단에는 겨울 동안 쳐져있던 풀과 꽃들이 파릇한 새싹 을 밀어올린다. 주변의 나무들에도 새순이 솟아오르고 탐스러운 꽃 몽우리들이 피어오르기 시작한다. 바야흐로 만물이 잠에서 깨 어나 소생하는 봄이 온 것이다.

우리의 숲길에도 그런 봄기운이 가득하다. 우리가 걷는 숲길 땅속에서도 그런 생명의 소리가 곳곳에서 들려온다. 새로운 싹들

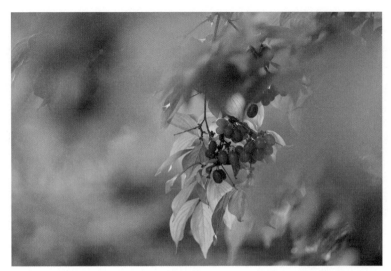

생명이 돋아나는 봄

이 언 땅을 뚫고 솟아오를 뿐만 아니라, 봄의 전령 산수유의 개화
도 그러하고, 겨울잠 동물들도 긴 동면에서 깨어나 움직이기 시작
한다.

맨발의 우리는 발바닥을 통하여 생동하는 봄의 소리와 기운을
온전히 다 받아들인다. 몸속 가득 소생하고 생동하는 봄의 기운이
차오르게 되는 것이다. 마치 경쾌한 봄의 왈츠와 같이 맨발로 걷는
봄의 길은 싱그럽게 들린다.

어느 숲길 모퉁이에 고운 흙이 있으면 땅바닥에 앉아 땅의 속살
을 조금 파내고 맨발을 고운 흙속에 묻는 행운도 가져본다. 어머
니 대지의 생명의 숨결을 그대로 느끼며 힘찬 생명의 에너지를 마

음껏 받아들이는 것이다. 봄철 숲길 우리들만이 가지는 특권이다.

신발을 신고 걷는 이들은 이러한 봄의 기운을 제대로 느낄 수 없다. 신발 밑창의 고무 절연체로 인해 봄의 생동하는 기운이 그들의 몸속으로 들어오지 못하고 차단되어버린다.

새로운 생명을 쏘아올리고, 질병을 치유하는 힘찬 자연의 에너지가 새봄의 땅속에서 분출하고 있는데, 신발을 신은 이들은 그 봄의 생동하는 기운들과 완벽히 차단되어있는 것이다.

세상 사람들 대부분은 병에 걸렸다 하면 오로지 병원을 찾아 주사를 맞고 처방된 약이나 영양제를 먹는 일에만 급급하다. 자연이라는 눈앞의 치유법을 몰라보고 다른 곳에 온갖 에너지를 다 쏟고 있으니 안타깝기만 하다.

이에 이 봄을 맞아 다시 한 번 다짐한다. 봄이 가져온 생명의 기운과 치유의 에너지를 모든 사람들이 맨발로 향유할 수 있도록, 그런 세상을 좀 더 빨리 열어나갈 것을…….

3

한여름 만나는 숲길의 풍요로움

뜨거운 여름이다. 바깥세상은 태양이 작열하며 온통 찜통 같은 더위를 연출하지만, 나의 숲 속은 그래도 제법 서늘하다.

바람이라도 한 줄기 불어주면 더할 나위 없이 시원하고 청량하다. 맨발로 걷는 한 여름은 고통이 아닌 그저 지나가는 한 철의 정겨움이 된다.

제철을 만난 매미들의 합창이 숲길을 가득 메우고, 맨발로 걷는 우리들의 귓전을 때린다. 이 순간은 나로 하여금 맨발로 걷는 어머니 대지와 나 자신의 존재에만 천착케 한다. 한여름 매미의 합창 속에 걷기 명상의 시간을 갖는다.

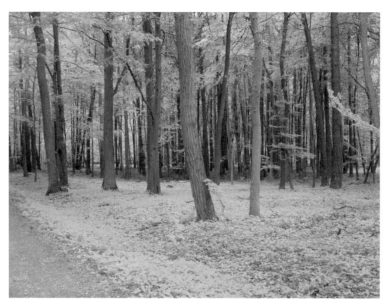

푸르른 여름의 카바티숲

멀리 석양이 질 즈음이면 어디선가 들려오는 소쩍새의 애달픈 울음소리도 한여름 빼놓을 수 없는 정취의 하나다. 고향의 옛 추억을 연상케 하는 이 소리는 어딘가로 돌아가야 할 귀소본능을 자극한다.

여름의 숲길에서는 간혹 또 다른 행운도 만난다. 한 줄기 세찬 비가 내려 숲길에 전에 없던 개울물이 생겨나기 때문이다. 비가 개인 후 햇살이 쨍쨍한 숲길에서 잠시 생긴 실개천을 만난다는 사실 자체가 얼마나 큰 기쁨인지 모른다.

깊은 계곡에서 만나는 폭포수만큼은 못하지만, 도심의 한 가운

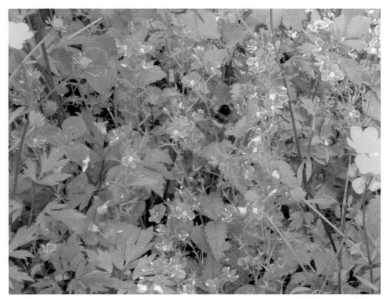

숲에서 만난 야생화

데 숲길에서 만나는 작은 개울물은 작은 만큼 더 귀하고 더 싱그
럽다.

신발을 신은 이들은 그 개울물을 피해 걸어가지만, 맨발로 걷는
사람들은 그 개울을 마치 애인을 만난 듯 때로는 첨벙첨벙, 때로는
저벅저벅 그 물속으로 걸어들어간다. 그 순간의 기쁨과 희열은 이
루 말할 수 없다. 더위는 순간 식혀내리고, 땅속에서 넘실대며 오
르는 싱싱한 생명의 기운을 느낄 수 있게 된다.

맨발로 걷는 나는 어머니 대지의 편안함과 숲속 한 줄기 바람의
청량함으로, 매미와 소쩍새들이 어울려 빚어내는 한여름의 합창
으로 그리고 간혹 만나는 숲속 실개천의 싱그러움으로 풍요로운

축제의 한 장을 연출하게 된다.

여름 숲속을 맨발로 걷는 나의 마음은 긍정으로, 감사로 그리고 행복으로 충만하게 된다. 당연히 나뿐 아니라 맨발로 숲길을 걷는 모두의 마음이 순화되고, 그 아름다운 마음이 비추이는 마음의 창인 얼굴까지도 아름다워지게 된다.

우리는 아름다운 숲을 닮아간다. 숲을 가득 채우고 있는 나뭇잎들의 진한 녹색의 향연은 우리의 마음도 녹색으로 파랗게 물들게 하고, 숲길에서 조우하는 여름철 야생화들은 우리의 마음을 작은 기쁨과 연민의 정으로 충만케 한다.

그렇게 숲을 닮아가는 우리의 마음도 화사해지고 아름다워진다. 마치 아름다운 채색화처럼 화려하게 변한다. 그리고 그렇게 채색된 마음이 맨발로 걷는 우리들의 얼굴에도 그대로 투영되고 나타난다.

한여름 맨발로 만나는 숲길의 아름다움과 풍요로움이다.

4

마음을 물들이는 낙엽 위의 발걸음

날씨가 싸늘해졌다. 밤새 스산한 가을바람이 창호를 두드린다. 간밤에 비까지 내린 숲길은 온통 노란 낙엽의 천지다. 지난주까지만 해도 파랗던 숲길이 일주일 사이에 노랗게 변했다. 자연의 변화는 어찌 이리도 빨리 다가오는가? 며칠 사이에 거대한 숲을 화려한 색깔로 채색시키는 자연의 힘은 경이롭기까지 하다.

참나무잎, 상수리나무잎, 자작나무잎이 저마다 노랑과 갈색의 아름다움을 한껏 뽐낸다. 맨발로 걷는 가을 숲길은 이렇게 화려한 낙엽들이 있어 포근하고 화사해진다. 숲길에 쌓인 솔잎도 푹신하다.

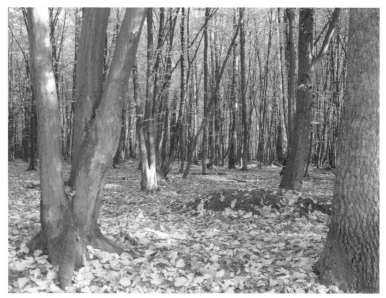

낙엽이 내려앉은 카바티숲

한철 생생하게 뿜내던 나무들은 어머니 대지를 포근히 덮어놓고 이제야 일에서 손을 놓는 것이다. 이렇게 낙엽이 덮인 대지는 더욱더 아름다워 보인다. 그 위를 맨발로 걷는 나도 몸과 마음이 아름답게 물들어간다. 낙엽이 덮인 가을 숲길은 그래서 채색된 동화의 길이 된다.

서늘한 바람이 우수수 나뭇잎을 흔들며 숲길을 지나간다. 그 바람을 따라 노란 낙엽들이 또 한 무더기 떨어져 내린다. 여름 내내 키워온 잎들이 그 생을 다하고 소리없이 떨어져내리는 것이다. 그 모습에는 미련이나 아쉬움이 없어 보인다. 지극히 자연스러운 낙화요, 아름다운 퇴장이다.

낙엽의 퇴장은 끝이 아닌 새로운 시작을 의미한다. 떨어진 낙엽들은 대지를 덮고 숲길을 화려하게 수놓는다. 그들은 세월의 흐름에 따라 숲길이나 나무둥치 아래에서 자연스럽게 썩으면서 대지에 풍성한 자양분을 제공하는 부식토가 될 것이다. 그리고 그것은 다시 숲을 살찌우고 흙속에 서식하는 수많은 생명들을 틔워내는 양생養生의 근원이 될 것이다.

우리 인간의 삶과 죽음도 그러한 자연의 이치처럼 아름답게 왔다 아름답게 가며 베풀 수 있는 것이었으면 한다. 삶이 아름답기 위해서는 죽음에 맞닿아 있는 모든 것에서 생의 기쁨을 느낄 수 있어야 하리라. 자연의 순환과 상생의 이치는 참으로 우리를 놀랍게 한다.

노란 낙엽들이 숲길 가득 쌓이고 나무들 사이를 군무하는 날, 숲길에서의 맨발 걸음은 마냥 축복의 몸짓이 된다. 나는 화려한 자연의 무대를 걷는 날렵한 모델이 된다.

낙엽 쌓인 숲길에서 나는 삶과 사랑에 대한 새로운 열정을 점화시킨다.

프랑스 시인 구르몽이 노래한 시 「낙엽」이다.

시몬, 나무 잎새 져버린 숲으로 가자.
낙엽은 이끼와 돌과 오솔길을 덮고 있다.

시몬, 너는 좋으냐? 낙엽 밟는 소리가.

낙엽 빛깔은 정답고 모양은 쓸쓸하다.
낙엽은 버림받고 땅 위에 흩어져 있다.
시몬, 너는 좋으냐? 낙엽 밟는 소리가.

발로 밟으면 낙엽은 영혼처럼 운다.
낙엽은 날개 소리와 여자의 옷자락 소리를 낸다.
시몬, 너는 좋으냐? 낙엽 밟는 소리가.

가까이 오라, 우리도 언젠가는 낙엽이리니.
가까이 오라, 밤이 오고 바람이 분다.
시몬, 너는 좋으냐? 낙엽 밟는 소리가.

낙엽과 맨발, 그 절묘한 매칭과 관능의 미학에 감동한다.

5

새들도 조용한 서릿발 숲

간밤에 서리가 내렸다. 하얀 서리가 아침녘 숲의 대지를 덮고 있다. 서릿발 숲길을 맨발로 걷는 것은 또 하나의 기쁨이다.

맨발을 통해 전해지는 서릿발 대지의 촉감은 결연하고 명쾌하다. 딱딱히 얼어붙은 모래알, 자갈, 잔 나뭇가지 등의 촉감이 예사롭지 않다. 가는 걸음을 멈칫멈칫하게 할 만큼 그 촉감이 예리하다. 그 걸음은 인고의 걸음이 되기도 하지만 그만큼 대지의 기와 에너지도 더욱 명징하게 전달되어진다.

날카롭게 일어선 서릿발은 마치 잠들어 있는 이성을 소리쳐 깨우는 듯하며, 미망에서 헤어나지 못하는 자아의 정수리를 때리는 것 같다. 그래서 서릿발이 하얗게 뿌려진 아침 숲길을 맨발로 걷는 일은 흐릿한 자아를 깨우는 일이요, 덕지덕지 앉은 문명의 때를 소스라치게 털어내는 일이 된다.

하얗게 뿜어지는 입김으로 날숨을 쉴 때마다 욕심과 분노, 어리석음의 찌꺼기를 뱉어낸다. 그리고 서릿발처럼 명징해지는 자아의 거울을 들여다본다. 나 자신의 존재를 가장 강렬하게 느낄 수 있는 순간이다. 그 안에는 순백의 기쁨으로 걷고 있는 내가 있다.

다가오는 겨울을 준비하는 숲의 분위기는 결연해지고 대지에도 긴장감이 역력하다. 세상의 모든 것들이 스산해진 날씨에 몸을 잔뜩 웅크리고 있다. 수풀을 에워싸고 흐르는 대지의 기운도 차갑다.

얼마 전까지만 해도 숲길에서 쉽게 만날 수 있던 딱정벌레가 보이질 않는다. 달팽이, 개구리 모두 흔적을 감추고 없다. 벌써 각자의 생체 리듬에 맞추어 겨울채비와 동면에 들어간 것이다.

목청껏 노래하던 새들도 일시 숨을 죽이고 소리를 낮춘다. 그 동안 숲길을 따르며 좇아오던 다람쥐들도 오늘은 보이질 않는다. 숲길에 지천으로 떨어진 도토리를 물고서 부지런히 나무를 오르내리던 그들의 겨울채비도 이제는 끝난 것일까?

목을 길게 빼고 천연스러운 눈매로, 맨발로 걷는 나를 쳐다보

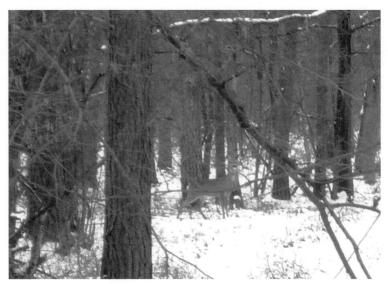

눈 덮인 숲속에서 나를 쳐다보는 사슴

던 사슴들은 어찌 되었나 걱정이다. 눈이 내려 온 세상이 갇히면 그들은 또 어디서 먹이를 찾을 것인가? 그들은 모질었던 작년 겨울의 눈보라도 이겨냈기에 이번 겨울도 더욱 굳세게 살아남으리라 믿어본다.

자연순환의 이치는 어김이 없다. 철이 바뀌고 그에 따라 생명이 나고 지는 그 변치 않는 이치 말이다. 그렇기에 모진 겨울이 온 지금 잠시 호흡을 거둔 숲길의 생명들도 봄과 더불어 새로운 생명의 싹을 틔워낼 것임을 믿어 의심치 않는다.

우리의 삶도 그런 자연의 이치 안에서 진행되고 있다. 인생에 찾아오는 모진 겨울도 따스한 봄날을 잉태하고 있고, 살을 에는 고통도 그 안에 새로운 삶을 예비하고 있으리라. 그렇기에 자연의 이치에 순응하는 삶은 생명력으로 더더욱 충만하게 된다.

나는 맨발로 서릿발 숲길을 아프게 걸으며 그 소중한 깨달음에 기뻐한다.

6

겨울 문턱, 고행의 맨발걸음

겨울의 문턱, 비가 오는 숲길은 스산하고 을씨년스럽다. 어머니 대지마저도 돌아누운 듯 차가운 숲길은 빗방울만 내리꽂힐 뿐 적막하기만 하다.

살아움직이던 산짐승들의 온기도 사라지고 나뭇가지 사이를 넘나들며 지저귀던 이름 모를 새들도 오늘은 어디선가 날개를 접고 몸을 내보이지 않는다. 나무들도 그동안 노랗게 숲을 물들였던 낙엽을 이제 다 떨구고 맨몸으로 엄동의 추위를 기다리고 있다.

차가운 땅의 기운은 맨발을 타고 올라와 몸을 움츠리게 하고 얼기 직전 빗길의 습기는 발가락 사이를 비집어 오르며 몸의 열기를

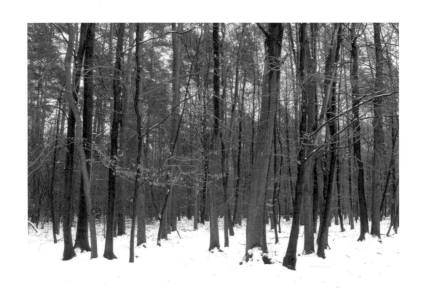

카바티숲의 겨울

앗아간다. 겨울의 문턱 비까지 내리는 날 숲길에서의 맨발걷기는
아픔이요, 고행이다.

냉습한 한기가 정수리까지 뻗쳐오르고 맨발을 얼음장처럼 차
갑게 한다. 잠시 걷다가 이내 멈추어 서서 얼어가는 맨발을 두 손
으로 감싸안는다. 손바닥의 온기로 발가락을 녹이고 빨갛게 얼어
가는 발등을 문지른다.

엄습하는 추위 속에서 비 오는 숲길을 맨발로 걷는 고행의 걸음,
그 걸음은 인내의 한계를 시험케 한다. 그것은 생리적 한계일 수도
있고 정신적 한계일 수도 있다.

신발을 벗는 일은 가식과 허위를 버리는 일대 선언이자 그 실천이다. 그래서 그것은 자신과의 싸움에 대한 실험의 장을 여는 물음이기도 하다. 비가 내리는 겨울 숲길은 그 물음을 한층 더 예리하게 들이대고 있다.

한 걸음 한 걸음 추위와 빗물 속의 고통을 극복해낸다. 그리고 이내 실존에 대한 절실한 직면과 인식이 찾아온다. 겨울 문턱의 맨발걷기는 그렇게 자아에 대한 새로운 지평을 열어주고 실존에 대한 애정의 눈 뜨임을 선사한다.

한계 상황 속의 맨발걷기는 아픔과 고통이 무엇인지에 응시하게 한다. 삶의 고단함과 슬픔까지도 맞닥뜨리게 한다. 인간의 욕망이 빚어내는 이전투구의 싸움들, 진실을 호도하고 거짓을 합리화하는 아전인수의 공방들, 인간의 끝없는 욕망과 위선이 압도하는 삶의 현장들, 고통 속 맨발걷기는 그 현장들의 실체를 들여다보게 한다.

이렇게 황량한 세계를 떠올리다보면 인간에 대한 연민의 정이 촉발된다. 맨발로 숲길을 걷는 동안 자비의 가르침이 어느새 마음속에 차곡차곡 쌓인다. 맨발걷기는 아픔과 고통의 크기만큼 절실한 사유와 인식을 가능케 하는 것이다. 그래서 그것은 고행이기도 하고 치열한 수행이기도 하다.

실존에 대한 명징한 인식 그리고 모든 살아있는 것에 대한 사랑, 추위 속을 걷는 맨발 고행의 깨우침이다.

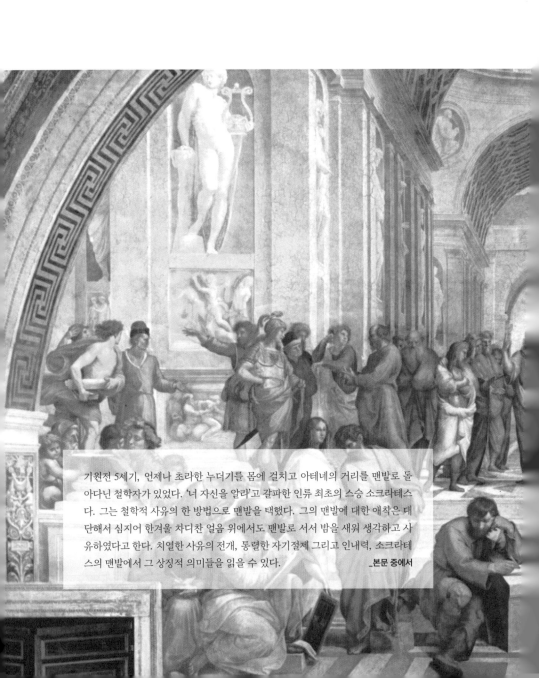

기원전 5세기, 언제나 초라한 누더기를 몸에 걸치고 아테네의 거리를 맨발로 돌아다닌 철학자가 있었다. '너 자신을 알라'고 갈파한 인류 최초의 스승 소크라테스다. 그는 철학적 사유의 한 방법으로 맨발을 택했다. 그의 맨발에 대한 애착은 대단해서 심지어 한겨울 차디찬 얼음 위에서도 맨발로 서서 밤을 새워 생각하고 사유하였다고 한다. 치열한 사유의 전개, 통렬한 자기절제 그리고 인내력, 소크라테스의 맨발에서 그 상징적 의미들을 읽을 수 있다.　　　　　**_본문 중에서**

3장

맨발의
기원과 역사

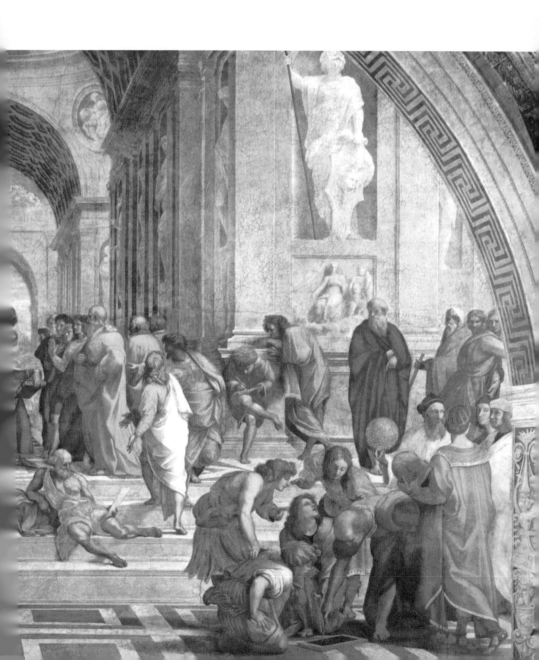

문명의 발전이 가져온 변화

인류 진화의 역사는 직립보행의 역사이자 맨발걷기의 역사이다. 인류의 기원과 진화과정을 연구하는 인류학에서는 최초의 인류, 즉 오스트랄로피테쿠스가 출현한 시기를 대략 500만 년 전으로 추정하고 있다. 그리고 직립보행이 이루어진 시기는 대략 300~400만 년 전인 것으로 설명한다. 375만 년 전 고 인류의 직립보행 발자국이 동아프리카의 라에톨리Laetoli 유적에서 발견되었는데 이 발견이 위의 가설을 뒷받침하고 있다.

'걷는다'는 행위가 시작된 건 인류가 직립보행을 하고 나서부터다. 당연히 신발을 신지 않았을 테니 맨발걷기의 역사는 300만 년 이상의 유구한 역사를 갖는 셈이다. 인류의 문명사가 이제 겨우

5,000~6,000년의 역사를 갖는 데 비하면 상상을 초월하는 장구한 시간을 이어왔다 할 것이다.

직립보행은 인류문명의 탄생을 예고하는 진화의 시발점이 되었다. 직립보행을 하면서 인간은 타 영장류와는 다르게 이동할 때 두 손이 자유로워졌고 이동하며 도구를 사용하는 일이 가능해졌다. 이는 상대에 강력한 타격을 가할 수 있는 무기를 사용할 수 있게 하였고 야생에서 인간의 생존력을 끌어올렸다.

또한 자유로운 손은 지능의 발달로 이어져 복잡한 도구의 제작 등도 가능케 했다. 결국 직립보행은 생존의 수단을 제공함과 동시에 석기와 청동기, 철기 등의 도구를 만드는 초기 인류문명의 기반을 제공했던 것이다.

최초의 인류가 거주했다는 아프리카의 사바나숲은 이러한 발전의 모습을 그대로 간직하고 있기도 하다. 남아프리카 지역의 부시맨들은 여전히 맨발로 동물을 추적하여 사냥을 한다. 또 맨발로 동아프리카 사바나의 고원을 누비며 유목생활을 하는 마사이족들의 삶에서도 이를 확인할 수 있다.

수백 만 년 동안 이어져 내려온 맨발걷기 역사, 그것은 발의 강인함을 대변해준다고 하겠다. 그리고 또 맨발로도 얼마든지 살아갈 수 있다는 것을 직접적으로 증거하고 있는 것이다.

그러나 이렇게 강인한 발도 추위는 어찌할 수 없는 법. 온갖 위험과 추위로부터 발을 보호하기 위해 오늘날 신발과 같은 역할을 하는 발싸개도 오래 전부터 사용되었을 것으로 추정된다.

적어도 인류가 열대지방에서 온대지방으로 들어와 살기 시작하던 시기부터는 추운 겨울에 대비해 발싸개를 비롯한 장구들이 사용되기 시작하였을 것으로 보여진다.

북미 인디언이나 에스키모인들이 착용하였던 모카신이나 우리 조상들이 짚으로 만들어 신던 둥구니신 등이 가장 원시적인 신발의 형태를 추정케 하는 단서가 될 수 있을 것이다.

그러나 고대문명의 최초 발상지인 이집트에서는 일상적인 생활을 할 때 신발을 착용했던 흔적을 찾아볼 수 없다고 한다. 이집트의 고미술품에 등장하는 사람들은 대부분 맨발을 하고 있는 것이다.

다만 초기 이집트 유물 중에서는 삼이나 파피루스를 꼬아서 바닥을 만들고 가죽 끈을 댄 샌들이 출토되기도 했는데 일부 계층에서 장식용으로 사용했던 것이 아닌지 추정된다.

기원전 1200년경의 것으로 추정되는 파라오의 샌들은 발가락 끝 부위를 길게 꼬아올린 모양으로 보아 왕이나 귀족 또는 주술사 등의 신분을 상징했던 것으로 보인다.

그리스 시대로 넘어오면 신발 착용의 확실한 증거를 찾을 수 있

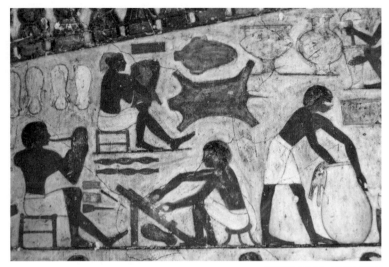

맨발로 지내는 이집트인들

다. 그러나 아직까지도 대부분의 사람들은 맨발로 살았던 것으로 보인다. 그리스 고미술에 등장하는 신이나 영웅들 그리고 전사들 또한 모두 맨발로 묘사되고 있다는 것이 이 추정을 밑받침한다.

만약 이러한 미술작품의 묘사가 사실에 근거하고 있다면 트로이 전쟁이나 알렉산더 대왕의 세계정복도 맨발의 군대들에 의해 이루어졌다고 보아야 할 것이다리차드 프라진『맨발의 하이커』p.12, 1993.

한편 로마 사회는 분명 신발을 신는 사회였다. 그들은 그리스를 점령한 후에 상당 부분 그리스 풍습을 수용했지만, 그들의 맨발 풍습만은 따르지 않았다.

한때 영국 런던에서 양말 위에 샌들을 신은 로마인의 청동상이 발견되었는데 패션 감각이 없는 로마인으로 회자되었다. 청동상을 통해서도 알 수 있듯이 로마인들은 이미 그 당시에 신발 문화를 깊이 정착시키고 있었던 것이다.

지역적으로 이집트나 그리스 그리고 로마는 연중 온화한 기후를 갖고 있었기 때문에 맨발로 살아가는 데 별 문제가 없었을 것으로 보인다. 그러나 위도상 한참 북쪽에 위치하였던 켈트족의 경우에도 맨발로 살았다는 것은 놀라운 사실이다. 엄동설한의 추운 겨울을 감내하며 살아야 했던 민족이기 때문이다.

켈트족은 청동기 시대부터 추운 겨울을 감내하며 살아야 했다. 켈트족은 청동기 시대 독일 라인강, 엘베강 유역에서 흥하여 기원전 900~700년대에는 오늘날의 프랑스, 영국, 아일랜드 지방까지 진출하였고 로마제국 및 소아시아까지도 침공하였던 호전적인 민족이다.

이들은 추위에도 불구하고 연중 내내 맨발로 살았다. 이들은 18세기까지도 켈트어를 사용하며 성별, 나이, 사회계급을 불문하고 맨발 풍습을 지켰는데, 이는 맨발의 편리함과 민족적 자긍심에서 기인되었다고 한다. 오늘날까지도 맨발의 켈트문화가 스코틀랜드의 고산족을 통해 일부 전해져오고 있다.

아일랜드에 정착한 켈트인들도 이러한 맨발의 전통을 이어왔다. 그래서 20세기 초까지만 해도 아일랜드 사람들은 학교를 맨발로 다녔다고 한다.

인더스문명의 후예인 인도인들은 오늘날까지도 맨발을 유지하고 있다. 인도, 파키스탄, 미얀마 등지의 지방에서 많은 사람들이 아직도 맨발로 살고 있는 것을 볼 수 있다. 이를 통해 볼 때 그들의 삶에서 맨발은 가장 자연스러운 생활방식으로 자리 잡았다고 하겠다.

인도 건국의 아버지로 불리는 마하트마 간디는 그의 저서 『맨발로 갠지스강을 걷다』에서 "인도에는 갠지스강 이외에도 많은 강이 있고 강이 흐르는 매 순간마다 정화 과정을 거쳐야 한다고 생각한다. 우리는 강가를 맨발로 걸으면서, 말없이 사색에 잠겨 강이 우리에게 나직이 말하는 교훈을 들을 여유가 없다"고 이야기한다.

인도인들의 삶에 있어서 맨발은 정신적인 사유와도 깊은 상관관계를 맺고 있는 것이다.

2

기독교에서의 맨발 수행

구약성서 출애굽기 3장 5절에서 여호아는 모세에게 "네가 서있는 그곳은 거룩한 곳이니 신을 벗으라"고 명한다. 하나님이 임재하신 곳, 그 거룩한 곳을 맨발로 걸으라는 가르침이다. 그로부터 40년 동안 모세는 이스라엘 민족을 이끌고 젖과 꿀이 흐르는 가나안 땅을 향해 맨발로 걸었다고 한다.

모세가 죽고 1,400년의 세월이 지난 후에 태어난 예수도 맨발로 걸었다. 나사렛 고을에서도, 갈릴리 바닷가에서 전도할 때도 또 골고다 동산에 십자가를 지고 오를 때도 예수는 맨발이었다.

예수는 또한 그의 사도들을 내보내면서 "갈지어다. 내가 너희를 보냄이 어린 양을 이리 가운데로 보냄과 같도다. 전대나 가방을

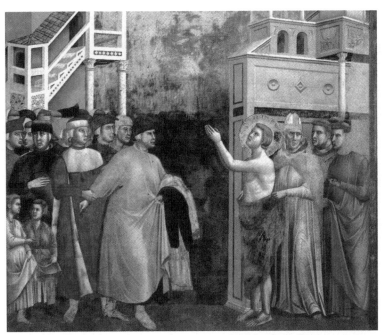

맨발을 한 아시시의 성 프란시스

몸에 지니지 말고, 신발도 신지 말아라"누가복음 10장 4절고도 하였다.

　기독교에서의 맨발은 그리스도에 대한 순종과 신에 대한 절대적 믿음을 상징한다. 그래서 그 이후 성 프란시스, 성 클레어, 산타테레사 등의 성인들이 그리스도의 가르침을 따르는 징표로 맨발 수행을 택했던 것이다.

　성 프란시스는 가장 대표적인 맨발의 성인으로서 맨발 수행을 행하는 수도회를 창설하였고, 그 스스로 그리스도의 삶의 자취를 따라 엄격하게 맨발걷기를 고집하였다. 그는 예수의 행진명령Marching

Order을 실생활에 접목시켜 수도사들을 둘씩 맨발로 내보내 걸식을 시키기도 하였다. 또한 알베르니아 산의 성스러운 동굴까지 피를 흘리며 맨발로 걷는 행진을 하다가 생을 정리하였다. 이것이 신에 대한 그의 봉사 방법이었던 것이다.

아시시의 성녀 클레어도 맨발로 걸으며 맨발의 클레어라는 수도원을 설립하였다. 그리고 성녀 테레사는 '맨발의 가르멜회'로 알려져 있는 수녀원의 개설 승인을 얻기 위해 스페인에서 로마까지 맨발로 걸었다고 한다.

이들 성인 이외에도 기독교에서의 맨발걷기 수행은 계속 이어졌는데, 예수이트 교단의 창설자인 성 로욜라, 그 교단의 성 프란시스 시비에르 그리고 성 도미니크도 맨발 수행으로 유명하다.

수도자들의 맨발걷기 고행은 그리스도의 가르침을 따르는 수많은 참회자들이나 순례자들에게도 그대로 전해져 내려왔다. 영국의 헨리왕이 베켓Becket 살해의 고해성사를 위해 켄터베리 거리를 맨발로 걸은 일이나, 사순절이 시작되면 죄를 지은 사람들이 주교 앞에 맨발로 걸어와서 고해성사를 하는 일 등이 모두 그 전통을 보여주는 예이다.

이런 맨발 순례의 전통은 여러 형태의 종교 축제에서도 면면히 이어져오고 있다. 세비야의 라세마나 산타 축제가 그러하고 말타의 그 지방 수호성인을 위한 축제가 그러하다. 축제에 참가하는 참가자들은 한결 같이 맨발로 행진을 하며 그리스도의 가르침을 따른다.

다비드 드 부르통도 그의 저서 『걷기예찬』에서 "어떤 속죄 여행자들은 더 많은 공을 쌓기 위해 혹은 벌과를 강요받았기에, 신을 신지 않고 맨발로 걸었다. 때로는 깊은 신앙심으로 인하여 스스로 쇠사슬을 차고 걷거나 맨발로 걷는 순례자들도 있었다"고 기술하고 있다.

그렇다면 기독교 전통에서 전해내려오는 맨발 수행의 참된 의미는 무엇인가? 켄 라이스는 「서구 수도승 전통에서의 맨발걷기」1997라는 글에서 기독교적 맨발걷기의 의미를 아래의 7가지로 정리하고 있다.

첫째, 거룩한 땅 위에 서서 신에 가까이 다가서는 일이다.

둘째, 겸양과 회개, 금욕과 고행의 표현이고 상징이다.

셋째, 천국을 향한 증거Sign to the Nations이자 시위의 표현이다.

넷째, 예수의 가르침에 대한 순종의 표시이다.

다섯째, 예수의 가르침과 같은 가난함의 상징이다.

여섯째, 신의 섭리에 대한 무조건적인 의존의 표현이다.

일곱째, 메시아의 재림에 대한 기대의 한 표현이다.

그렇다면 이러한 맨발 수행의 전통이 오늘날의 기독교에는 어떻게 전해지고 있는가? 맨발을 타기하는 현대사회의 생활환경이 종교적인 수행방법에도 영향을 미치고 있음은 부인할 수 없다. 그래서인지 맨발로 걷는 수행자를 보기가 쉽지 않다.

다만 영성체험 훈련프로그램 등에서 혼자 맨발로 걸으며 기도하는 시간을 갖게 하는 정도이다. 이 또한 그 안에 담겨있는 의미는 맨발로 자연의 생명력을 체감하고 예수가 가신 길을 함께 따르자는 것이다.

불교에서의 맨발 수행

불교에서의 맨발은 속세에서 지녔던 모든 소유와 번뇌를 버린다는 뜻이다. 또한 그것은 구도를 향한 고행의 결연함을 상징하기도 한다.

석가모니는 29세에 출가한 이후 진리를 찾아 황량한 사막과 히말라야의 설산을 맨발로 걸었다. 그후 6여 년의 고행 끝에 네란자강가의 보리수 아래에서 득도하였고 부처가 된 이후에도 45년 동안 맨발로 인도 각지를 돌면서 중생들을 교화하였다.

석가모니는 이렇게 평생을 맨발로 걸어다니며 불법을 전파했고 맨발인 채로 길에서 열반하였다. 심지어 관속에 안장된 이후에도 멀리서 달려온 수제자 가섭이 관 안에 꿇어엎드렸을 때 석가모니는 관아래 쪽으로 그의 두 발을 내밀었다고 한다.

열반한 부처는 가섭 앞에 내놓은 맨발로 그에게 무엇을 이야기하고자 하였던가? 부처의 맨발을 보고 가섭은 무엇을 깨달았을지 궁금하지 않을 수 없다.

열반 전 제자들이 마지막으로 한 말씀만 해달라는 간청에 "나는 아무 말도 하지 않았느니라"라고 갈파하였다는 부처, 그가 수제자 가섭 앞에 두발을 내어놓은 것이다. 여기서 우리는 부처가 맨발을 통해 전하려했던 설법, 맨발의 함의含意를 읽어내야 한다.

초기 불교시대에는 불상 대신 부처님의 평발을 불교의 상징으로 삼았던 적이 있었다고 한다. 이는 맨발로 인도 전역을 돌아다니며 중생들을 교화하다 평발이 된 부처의 가르침을 따른다는 의미를 포함하고 있다.

석가모니 부처의 수행방법이었던 맨발걷기는 이후 동남아 승가의 전통으로 면면히 이어져 내려왔다. 오늘날 인도, 스리랑카, 미얀마, 태국 등지의 사원에서 모든 수도승들이 맨발로 수행하고 있는 것과 사원을 찾는 참배객들에게 맨발을 요구하는 것은 이와 무관치 않다.

맨발과 관계된 불교 기록으로는 중국 선종의 시조인 달마 대사가 양나라 무제의 살해 위협으로부터 벗어나면서 갈대 한 가지를

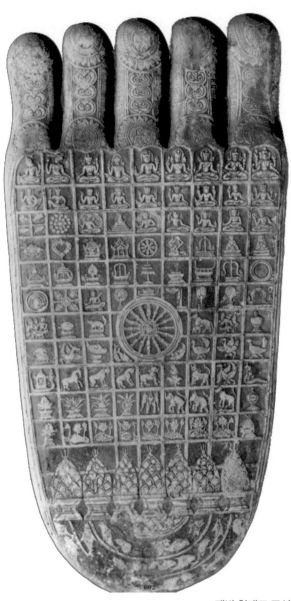

맨발 형태로 구성된 부처상

타고 맨발로 양자강을 건넜다는 이야기가 있다.

우리나라에도 신라시대의 혜초대사가 8세기에 맨발로 고구려를 거쳐 당나라를 지나 인도까지 가서 10여 년간 구도의 길을 걸으면서 『왕오천축국전』을 저술하였다는 기록이 있다.

대한조계종 초대 총무원장을 역임한 청담 스님도 어머니의 간청으로 속세와 인연을 맺으면서 하룻밤 파계한 이후 그 아픔을 참회하며 하루에 한 끼만 먹고 걸을 땐 맨발로 걸으리라 다짐했다. 그후 그는 평생 동안 다짐을 지켰다고 한다. 그 또한 맨발로 성불의 길을 걸은 대표적 인물이라고 하겠다.

불가에서의 맨발 수행은 석가모니 부처로부터 면면히 내려오는 수행의 방법이었다. 이는 의식주에 대한 탐착을 버리고 심신을 수련하는 두타행의 모습과 다르지 않다.

4

맨발로 걸으며 사유한 철학자들

기원전 5세기, 언제나 초라한 누더기를 몸에 걸치고 아테네의 거리를 맨발로 돌아다닌 철학자가 있었다. '너 자신을 알라'고 갈파한 인류 최초의 스승 소크라테스다. 그는 철학적 사유의 한 방법으로 맨발을 택했다.

그의 맨발에 대한 애착은 대단해서 심지어 한겨울 차디찬 얼음 위에서도 맨발로 서서 밤을 새워 생각하고 사유하였다고 한다. 치열한 사유의 전개, 통렬한 자기절제 그리고 인내력, 소크라테스의 맨발에서 그 상징적 의미들을 읽을 수 있다.

소크라테스의 제자인 플라톤과 아리스토텔레스도 모두 맨발로

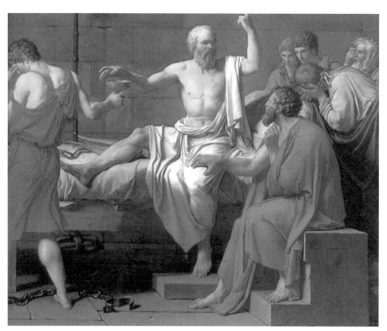

맨발의 소크라테스

걷고 사유하고 토론하며 학생들을 가르쳤다. 라파엘로의 그림 '아
테네 학당'에서도 플라톤과 아리스토텔레스는 맨발로 등장하고
있다. 이는 그들의 맨발 사유를 입증하는 예이다.

플라톤은 스승인 소크라테스의 철학을 30여 편에 달하는 저서
로 체계화했고, 아리스토텔레스는 아테네에 학당을 세워 그곳의
지붕 덮인 주랑을 소요하면서 학생들을 가르쳤다. 이들은 모두 소
크라테스가 주창한 '걷기 사유'의 영향을 받은 인물들로 '산책을
하며 질문과 토론을 통해 답을 찾는다'는 의미에서 소요학파逍遙學
派라 불리기도 했다. 여기서 우리는 철학적 사유와 걷기가 자연스

럽게 연결되고 있음을 확인할 수 있다.

특히 그들은 걷기 중에서도 맨발걷기를 당연한 사유의 방편으로 삼은 것으로 보인다. 맨발걷기는 인간과 자연, 인간과 우주를 하나로 묶어주고 더욱 치열하게 자아 속으로 천착할 수 있게 만들기 때문이었으리라.

훗날 장자크 루소는 그의 『고백록』에서 "나는 걸을 때만 명상에 잠길 수 있다. 걸음을 멈추면 생각도 멈춘다. 나의 마음은 언제나 나의 다리와 함께 작동한다"고 기록하고 있다. 사유와 걷기, 걷기와 명상의 상관관계를 정확하게 묘사하고 있는 대목이라 하겠다.

숲속을 거닐며 가르치던 소피스트들, 그리고 지붕 있는 보도인 스토아에서 거닐며 토론하고 대화하며 가르치던 스토아학파 철학자들도 모두 '걷기와 철학', '걷기와 사유'의 상관관계를 존중했다.

그들이 모두 맨발로 걸었는지에 대해서는 기록이 없으나 당시 유명 철학자였던 소크라테스, 플라톤 및 아리스토텔레스를 따라 맨발걷기를 통한 사유를 택하지 않았을까 짐작해본다.

근세에 들어 철학적 사유로서의 걷기는 헤겔과 칸트, 키에르케고르 등의 대 철학자들에게 그 전통이 이어진다. 헤겔이 걸었던 하이델베르크의 길은 필로소펜베그철학자의길로 명명되어 있다.

근대 철학의 아버지로 불리는 칸트가 매일매일 시계바늘처럼 정해진 시간에 정확하게 걸었던 쾨니히스베르크의 길은 필로소

펜담으로 불려지고 있다. 실존철학의 대가인 키에르케고르가 걸었던 코펜하겐의 길 또한 철학자의 길로 명명되어 있다고 한다.

이들 세계적인 철학자들의 학문적 체계와 업적이 이들의 일상적 사유의 한 방편으로서의 걷기와 무관치 아니함을 미루어 짐작하게 하는 대목들이다.

다만 이들이 맨발로 걸었다는 기록은 없다. 그러나 걷기와 산책을 통한 이들 대학자들의 사유 전개는 맨발로 걷는 만큼 치열하지 않았을까 생각해본다.

수년 전 우리나라에 왔던 거지성자 독일인 피터 노이야르 씨는 "나의 손으로 횃불을 들고 나의 집을 불살랐다"는 인도의 성자 카비르의 시구를 실천하고 사는 사람으로 알려져있다. 소유와 번뇌, 어리석음을 끊어내려는 치열한 구도자의 모습을 그를 통해 볼 수 있다.

그는 독일 쾰른 시의 한 호숫가 숲속에서 거주하면서 한겨울 눈밭을 다닐 때를 제외하고는 신발을 신지 않는다고 한다. 그는 "가톨릭의 프란시스와 도미니크 성인도 구도를 위해 맨발로 다녔고, 예수도 수행을 위해 신을 신지 않았다. 자연을 눈으로 확인하고 마음으로 느끼는 것도 중요하지만, 맨발을 통해 땅의 정기를 받아들이고 교감하는 것은 더 중요하다"고 이야기한다.

그야말로 오늘날 첨단 문명사회를 맨발로 걸으며 사유하는 대표적 수행자의 하나이자 자연인이고, 자유인이라 하겠다.

5

신발을 벗어 순수함을 찾은 예술가들

무대 위에서 혼신의 힘을 다해 추는 춤과 온몸으로 부르는 열정의 노래, 그리고 더 나아가 날이 시퍼런 작두 위에서 펼쳐지는 무당의 작두거리 굿에서까지 우리는 범상치 않은 예술혼의 발산을 보게 된다.

몸짓을 통해 표출하는 영혼의 세계, 노래로써 전하고자 하는 내면의 소리, 그것이 바로 예술가들을 사로잡아 절대 거기서 벗어날 수 없도록 하는 것들이다.

예술가들은 어떻게 하면 이것들을 관객에게 온전히 전달할 수 있을지 고민한다. 그리고 무대에 서면 자신의 모든 역량을 동원해

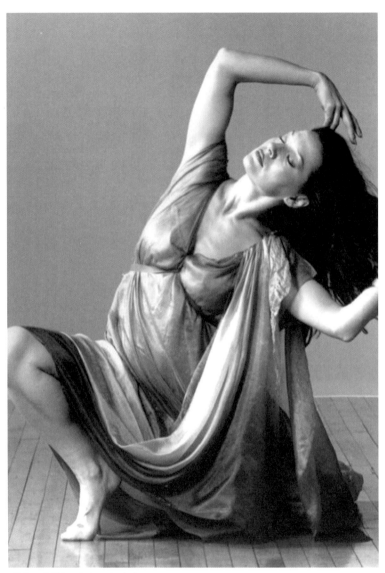

맨발로 춤추는 이사도라 던컨

이것들을 표현한다.

그럴 때 춤과 노래는 영혼의 울림이 되고 내면의 전달이 되는 것이다. 그러한 영혼의 울림과 전달이 맨발이라는 상징성과 만날 때 그 표현의 심도는 더욱더 절실해지고 치열해진다.

'자연으로 돌아가자, 인간으로 돌아가자'는 외침으로 토슈즈를 벗어던진 20세기 현대무용의 개척자 이사도라 던컨이, 오늘날 한국 전위무용을 대표하는 홍신자가 그렇게 맨발로 예술혼을 불태운 사람들이다.

토슈즈를 벗어던지고 나선 맨발의 몸짓 그리고 맨발로 무대를 누비며 뱃속 깊이에서 뿜어내는 영혼의 절규는 통상 청중에게까지도 그대로 공명되어 진한 감동의 무대를 연출한다. 예술혼의 발산이 맨발의 그 명징한 상징성으로 인해 더욱더 증폭되는 것이다.

이사도라 던컨은 '무용이란 육체의 동작을 매개로 한 인간정신의 신성한 표현'이라고 정의하였다. 그래서 그녀는 전통적인 의식과 기교의 틀에 갇힌 고전발레의 인공성과 형식성에 반기를 들고 무용을 그로부터 해방시켰다.

1899년 미국 시카고의 데뷔 공연에서 그녀는 맨발에 거의 반나체의 모습으로 춤을 추었다고 한다. 그 이후에도 그녀는 미국과 유럽 여러 나라의 무대를 돌면서 인간의 영혼을 자유롭게 그리고 열정적으로 표현하는 데 몰두하였다.

19세기 말 충격적인 의상과 몸짓으로 청중들을 매료시킨 이사도라 던컨은 그렇게 20세기 새로운 현대무용의 장르를 열어간 것이다. 무대를 휘도는 그녀의 지극히 자연주의적이고 인간적인 예술혼은 맨발로 상징되었고, 그 맨발의 춤으로 그녀는 표현의 밀도와 완성도를 높여갔다.

이사도라 던컨과 함께 세계 무용사를 만든 18인의 하나로 꼽히는 한국 전위무용의 대표적인 춤꾼 홍신자도 그녀의 자유롭고 열정적인 예술혼을 맨발의 춤으로 표현해왔다.

그녀는 말한다. "언어를 넘어서 그 무엇을 체험할 때면 나는 춤을 춘다. 달리 무슨 수로 자연의 이 모든 아름다운 것들을 표현할 수 있겠는가. 벗들을, 꽃들을, 구름을, 바람을, 숲을 그리고 저 해와 달을! 춤을 춰야지. 이제 나는 순간을 춤추고 노래하며, 순간을 산다. 이 창조적인 행위는 생명을 주는 힘이다."

춤을 통한 생명의 예찬, 춤을 통한 생명의 표현이 홍신자의 춤이라면 그녀의 맨발은 이 메시지들을 전하는 가장 확실한 수단이 아닌가 싶다.

또한 그녀가 '구도의 춤꾼'으로 불리는 이유도 맨발과 관련이 있다. 가장 순수한 세계로 들어가 깨우침을 얻기 위해서는 모든 가식을 버린 맨발의 상태이어야만 하기 때문이다.

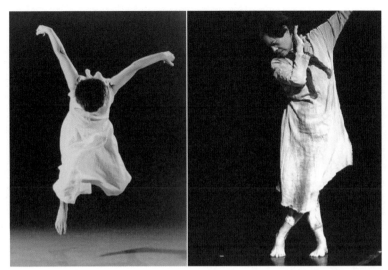

맨발로 열연하는 홍신자

예술혼의 표현방식으로서의 맨발, 어쩌면 그 표현의 상징성은
마치 혈서를 써내려가는 비장함과도 견줄 수 있지 않을까 싶다.

맨발의 삶을 추구하는 현대인들

신발 착용을 당연시하는 현대사회에서는 유명 브랜드의 운동화나 구두가 줄기차게 광고된다. 어떤 신발을 신는지에 따라 인간은 패션 감각이 있는 사람과 그렇지 않은 사람으로, 부유한 사람과 그렇지 않은 사람으로 자꾸만 나누어진다. 이러한 분화현상이 신발에 대한 구매욕을 자극한다. 이런 식으로 우리 삶은 알게 모르게 현대사회의 상업화 전략에 넘어가고 있다.

이런 상황에서 신발을 벗고 맨발로 거리를 걷는다는 것은 감히 상상도 할 수 없는 일이 되어버렸다. 보통 사람들이 신발로부터 자유로울 수 있는 시간은 집에 머무는 시간과 해수욕장의 백사장을 걷는 시간 정도로 제한되고 있다.

물론 최근 들어 시민공원 등지에 맨발로 걸을 수 있는 보도를 설치하면서 짧은 시간이나마 맨발걷기를 하는 사람이 늘어가고 있기는 하지만, 그들의 생활 역시 신발 착용을 당연시하는 현대인의 생활 범주를 크게 벗어나지 못하고 있다.

이와 달리 현대 문명사회에서도 일상생활에서 라이프스타일로서 맨발로 살아가는 사람들이 존재한다. 그들은 맨발이 주는 싱그러운 느낌과 맨발이 주는 건강을 확보하기 위해 맨발 생활을 즐긴다. 실제 그들은 많은 사람들의 곱지 않은 시선과 공공건물 등의 출입금지 규제에도 불구하고 맨발 생활을 이어가고 있다.

일부에서는 그들을 1960~1970년대의 히피족이나 펑크족들과 같은 시류의 한 패턴으로 보기도 한다. 그러나 이들은 시대를 거스르는 저항적 몸부림을 갖고 있는 사람들이 아니라 오히려 진정한 삶의 즐거움과 행복을 누리기 위해 친환경적인 생활 패턴을 선택한 사람들이다.

미하일 베로우는 그의 논문 「맨발에 대한 한 연구」에서 '맨발로 사는 사람들이란 다양한 직업을 가진 책임있는 사람들 중에서 맨발로 사는 즐거움 때문에 그렇게 사는 것을 삶의 한 방식으로 선택하고 즐기는 사람들을 이른다'고 정의하고 있다. 그리고 '맨발의 삶이 더 자연스러우며 건강할 뿐만 아니라 신발은 특히 어린이들의 발에 오히려 해롭다'고 이야기한다.

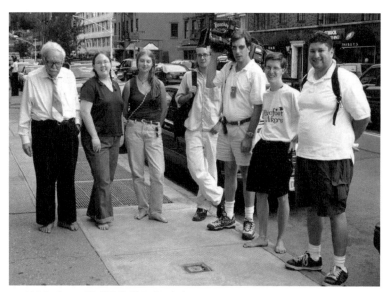

ABC 방송에 보도된 맨발을 한 뉴욕 시민들

실제로 현대사회에서 맨발로 걷는 이들이 만든 인터넷상의 모임인 '맨발로 사는 사람들의 모임Society for Barefoot Living'에서는 '맨발로 사는 사람들Barefooters'을 어떠한 히피적이고 반反문명적인 누군가로 지칭하지 않는다. 오히려 다양한 직업을 가진 사회 각 계층의, 보수적이고 자유를 사랑할 뿐만 아니라, 모든 인종, 종교 그리고 연배를 배척하지 않는 사람들로 규정하고 있다.

그들이 가진 공통적인 믿음은 맨발로 걷는 것이 신발을 신는 것보다 더 편안하고, 발 건강에 유익할 뿐만 아니라, 감각적으로도 더 즐겁다는 것이다. 그들의 홈페이지는 맨발로 걷거나, 뛰거나 등

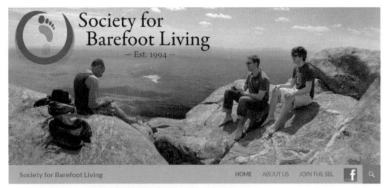

Society for Barefoot Living의 페이지

산을 즐기면 결과적으로 더욱더 친환경적이 되어 우리가 살고 있는 지구를 보존하는 데에 도움이 된다는 사실을 명시하고 있다.

이들이 전하는 맨발로 걷는 삶의 즐거움을 요약하면 아래와 같다.

첫째, 맨발로 걸으면 느낌이 좋다.

둘째, 맨발로 걸으면 편안함과 젊음 그리고 행복감을 느끼게 된다.

셋째, 맨발은 멋지고 아름답다. 구릿빛으로 탄탄해진 각질과 잘 발달된 맨발의 모습은 건강의 상징이다. 그래서 통상 사람들은 맨발을 감추려고 하지만 맨발로 사는 사람들은 그들의 맨발을 누구에게든 보여주고 싶어한다.

넷째, 맨발은 섹시하다. 적당한 성감각을 촉발하고 자극한다.

다섯째, 맨발로 사는 사람들은 대지와 그 위의 생명체들을 사랑하는 환경론자가 된다.

이들의 말과 그에 걸맞은 생활 모습에서는 삶을 사랑하고 환경의 소중함마저 보듬어 안는 진정한 자유인의 모습을 볼 수 있다.

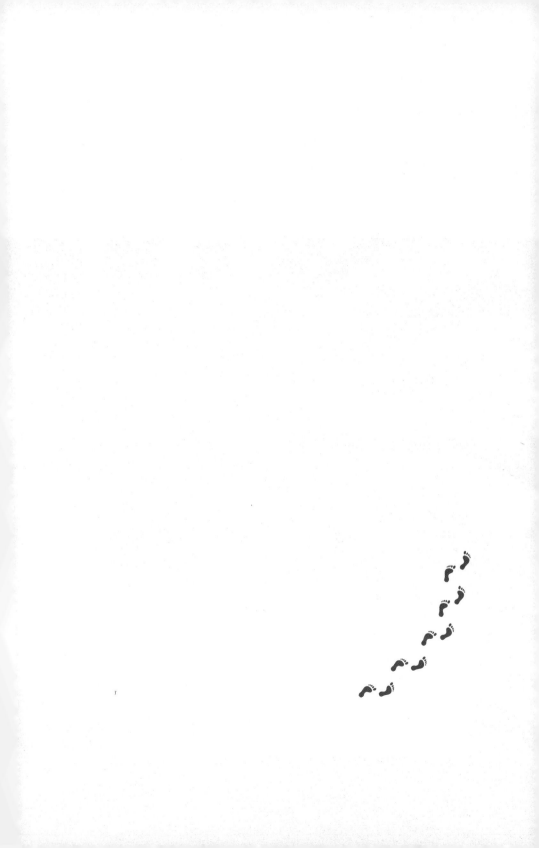

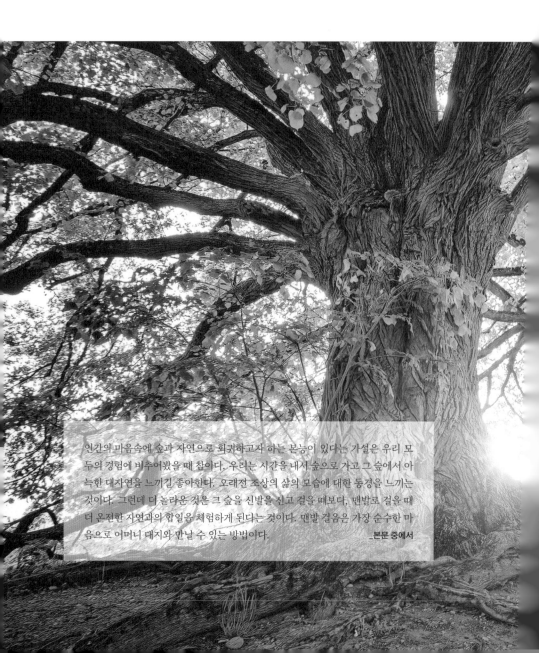

인간의 마음속에 숲과 자연으로 회귀하고자 하는 본능이 있다는 가설은 우리 모두의 경험에 비추어봤을 때 참이다. 우리는 시간을 내서 숲으로 가고 그 숲에서 아늑한 대자연을 느끼길 좋아한다. 오래전 조상의 삶의 모습에 대한 동경을 느끼는 것이다. 그런데 더 놀라운 것은 그 숲을 신발을 신고 걸을 때보다, 맨발로 걸을 때 더 온전한 자연과의 합일을 체험하게 된다는 것이다. 맨발 걸음은 가장 순수한 마음으로 어머니 대지와 만날 수 있는 방법이다.

_본문 중에서

4장

맨발로 걷는
이유

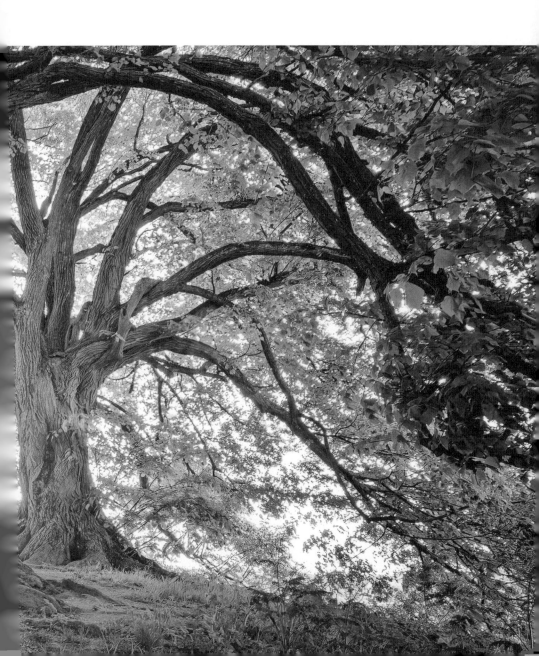

1

왜 맨발로 걸으시죠?

맨발로 숲길을 걷다보면 종종 산책 나온 사람들의 시선을 느낄 수 있다. 개중에는 건강법이나 맨발걷기에 대한 지식을 가진 사람도 있다. 그런 이들은 "맨발로 걸으면 건강에 좋지요"라며 말을 걸어온다. 또 맨발걷기는 자연적인 치유법임을 강조하며 엄지손가락을 치켜세우기도 한다.

이따금 맨발걷기를 처음 접한 듯한 사람도 만날 수 있다. 이상한 사람이라는 듯 멍하니 쳐다보는 사람, 고개를 절레절레 흔드는 사람, 왜 하는 것이냐며 신기하다는 듯 반응하는 사람, 춥지 않느냐, 비오는 데 맨발로 걸어도 괜찮냐는 등 친절하게 관심을 표명해주는 사람도 있다.

맨발걷기를 기행奇行으로만 보는 것은 맨발걷기의 효능에 대한 무지와 자연과의 접촉에 대한 이해의 부족에서 기인한다. 이러한 인식을 지닌 이들이 많다는 것은 그만큼 자연에서 소외된 삶을 살아가고 있는 이들이 많다는 것을 반증한다.

만약 모든 인간이 항상 손에 장갑을 끼고 살아야 한다고 상상해보자. 마치 상의, 하의 등 옷을 입어야 하는 것처럼 우리가 밖에 나갈 땐 항상 장갑을 껴야 한다. 이런 사회에서 맨손으로 다니는 사람이 있다면 사람들은 그를 매우 이상하게 보리라.

조금은 극단적인 예가 되었지만, 사회적 통념은 이처럼 그것을 원치 않는 사람들에게까지 무거운 구속력으로 작용한다. 신발을 벗고 맨발로 걷는다는 것은 바로 이런 구속으로부터 벗어나 지극히 자유로운 문명 이전으로 돌아가는 일이다.

폴란드에서 비교적 날씨가 따뜻했던 겨울이었다. 나는 쾌적한 기분으로 숲길을 걸으며 집으로 돌아오고 있었다. 숲을 벗어나 집 근처까지 거의 다 걸어왔는데 뒤에서 누군가 불렀다.

돌아보니 숲의 초입에서부터 나의 뒤를 따르며 걸어온 할머니였다. 할머니는 나에게 할 말이 있던 모양이다. 그 할머니는 내게 "왜, 맨발로 걸으시죠?"라고 유창한 영어를 구사하며 물어봤다. 갑작스러운 질문에 순간 당황했지만, 나는 마음을 가다듬고 차분히 설명을 드렸다.

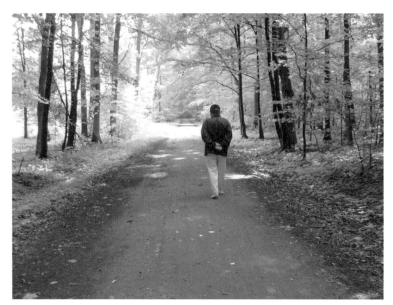
카바티숲을 걷는 모습

"우선 맨발로 걸으면 기분이 좋습니다. 다양한 지표면에서 전해지는 맨발의 감촉 자체가 아주 상쾌하고 즐겁죠. 거기다 맨발로 걷는 것은 건강에 아주 좋습니다. 땅 위의 흙과 그 표면에 돌출되어있는 작은 조약돌이나 나뭇가지, 솔방울 등이 맨발바닥에 리플렉솔로지Reflexology, 지압·반사요법 효과를 줘서 혈액순환을 활성화시켜줍니다. 또 모든 내장과 장기의 활동을 활발하게 해줍니다. 그것은 근원적인 부분에서부터 만병을 치유시키는 자연의 지압이고 마사지입니다."

조용히 경청하던 할머니는 아쉬운 표정을 지었다.

"아, 맨발로 걷기에는 나는 너무 늙었어요. 그리고 이 추위에 맨발로 걸으면 당장 감기에 걸릴 터이고요. 거기에다 나는 지금 척추가 안 좋아 고생을 하고 있지요."

"맞습니다. 새로 맨발걷기를 시작하기에 지금은 너무 날씨가 춥군요. 그러니 내년 봄에 날이 풀리면 할머니도 맨발로 걸어보세요. 그러면 훨씬 건강하고 젊어지실 겁니다. 저도 허리가 좋지 않았는데 맨발로 매일 걸으니 이렇듯 몰라보게 좋아졌어요."

결국 할머니는 상세한 설명에 고맙다고 말하면서도 맨발걷기를 실천할지에 대해선 부정적인 뉘앙스를 풍기며 표표히 돌아갔다. 나는 멀찍이 가는 할머니의 뒷모습이 안타까웠다. '모든 것은 때가 있는 법인데. 저 할머니가 조금 더 빨리 맨발걷기를 만나셨다면 좋았을 텐데' 하는 생각이 들었다.

'이제 세상 하직할 날이 머지않았는데, 새삼 맨발걷기를 시도해서 뭐하겠냐'는 실망감이 노인을 성급히 돌아서게 했던 것이다. 아직 나의 설명이 다 끝나지도 않았는데 황망히 돌아서는 할머니의 쓸쓸한 표정에 연민의 아픔을 느끼며 한참을 서있어야 했다.

나고 죽는 일은 하늘의 뜻일진대 어찌 거스를 수 있겠는가. 그러나 적어도 살아있는 날까지 어떻게 살 것인지는 자신이 결정할 수 있다. 일에 치이고, 욕망에 치여 살다가 자아도 상실한 채 밀려서 갈 것이냐, 아니면 스스로 절제하고 관리하여 건강한 삶을 살다가 천수를 다할 것이냐는 모두 자기 하기 나름이다.

숲길에서의 맨발걷기는 몸과 마음의 평정을 유지시켜 건강하고 활력 있는 삶을 유지시킨다. 이로 인해 남아있는 인생이 자연과 함께 평화로워질 수 있을 거라는 믿음이 생긴다. 맨발걷기는 자연과의 만남을 통해 건강한 삶을 영위하게 하고, 아름다운 퇴장을 준비하게 한다.

그땐 미처 할머니께 이런 말을 전하지 못하였다.

2

인간의 신체에 자연스러운 생활패턴

"수백만 년에 이르는 인류의 역사 속에서 일출과 함께 일어났다가 일몰과 함께 잠드는 것은 당연한 생활양식이었다. 그러나 전기의 발견과 전등의 발명으로 인류의 밤은 수백 만 년의 어둠을 걷어냈다. 그것은 곧 수백 만 년 이어져 온 인간의 생활패턴이 순식간에 달라졌다는 의미이기도 하다."

『아침형 인간』의 저자 사이쇼 히로시의 설명이다.

해의 흐름에 맞추어 잠들고 일어나는 삶, 그것이 인간의 모습이었고 또 가장 자연스러운 삶의 형태였다. 이러한 삶은 자연의 순리를 따르는 삶이요, 인간과 자연이 함께 호흡하는 삶이다. 하지만 문명은 한 순간에 이 자연스러운 생활패턴을 무너뜨리고 말았다.

사이쇼 히로시는 기존의 생활 패턴이 깨지고 난 뒤 나타난 폐해들에 대해 다음과 같이 설명하고 있다.

"문명이 인류에게 가져다준 혜택이야 이루 말할 수 없이 많지만, 한편으로는 인간의 생체리듬에 심각한 압박을 가하고 있다. 자연스러운 수면을 방해하고 아침을 힘겹게 만들고 있는 것이다."

밤의 어둠이 걷히면서 야행성 인간의 형태가 창출되었고 오늘날 여러 가지 형태의 문명병과 건강하지 못한 생활습관이 만들어졌다는 것이 그의 진단이다.

문명의 발달에 따른 폐해는 비단 자고 일어나는 문제에만 국한되어있지 않다. 신발 착용에 대한 암묵적 강요로 인해 나타난 생활패턴의 변화도 여러 가지 문제점들을 드러내고 있다는 것이 나의 소견이다.

신발을 신으면서 우리의 발은 본연의 건강함과 생기를 잃어가고 있다. 발이 기형적으로 변화되어 있거나 본연의 기능을 제대로 작동시키지 못하게 된 것이다. 그것은 결국 오늘날 사람들이 앓고 있는 각종 발 관련 질병으로 나타나고 있다. 또한 신발은 자연과의 접촉을 차단시켜 정서적으로 빈약한 인간을 만들기도 한다.

어릴 때부터 신발을 착용하고 있는 현대인들이 아직까지도 맨발로 살아가는 일부 원시부족들보다 훨씬 많은 발 관련 질병들을 지니고 있다는 조사결과가 보고되고 있다. 또한 신발은 단순히 발 관련 질병에서 벗어나 우리가 걸리는 각종 질병에 보이지 않는 원인을 제공하고 있다는 여러 학자들의 연구결과도 있다.

또한 맨발걷기를 실천한 일상에서 느끼고 인지할 수 있는, 수많은 육체적, 정신적 문제들이 해소되는 경험 역시 역으로 보면 신발의 폐해를 유추해내는 근거가 될 수 있다.

신발을 신고 사는 현대인들의 질병 중 상당 부분은 자연스러운 생활패턴의 붕괴에서 왔다. 자연스러운 생활패턴의 하나인 맨발걷기를 되살리면 이러한 건강상의 문제들을 상당 수 해결할 수 있다는 건 지극히 상식적인 추론이다.

완전한 맨발이 되기 어렵다면 가능한 최대의 시간을 확보해서 신발을 벗어던지고 맨발로 걷자. 이런 생활을 지향하는 사람들을 '맨발인'이라는 새로운 개념으로 정의해도 되지 않을까 싶다.

집안에서 일체 양말이나 슬리퍼를 신기를 거부한다. 그리고 시간을 내어 집 근처 공원이나 학교운동장 등에서 맨발걷기를 실행한다. 시간이 충분하다면 가까운 숲이나 산을 찾아 자연과 함께 맨발로 살던 생활패턴으로 돌아가본다. 이것이 맨발인이 지향하는 삶의 기본 패턴이다.

맨발인의 삶은 현대인을 각종 문명병과 스트레스의 고통으로부터 해방시키고, 새로운 건강과 생명의 장으로 안내할 것이다. 밤에 자고, 아침에 일어나는 '아침형 인간'의 생활패턴이 가장 순조로운 생활리듬을 약속하듯, '맨발형 인간'의 삶 또한 생명 치유의 새로운 삶을 약속해줄 것이다.

3

우리의 유전자는 맨발을 원한다

지난 수년간 맨발로 걸었던 폴란드 바르샤바의 카바티숲에는 어느 덧 나 말고도 하나 둘 맨발로 걷는 사람이 등장하기 시작하였다. 처음에 맨발로 걷는 나를 이상한 눈으로만 바라보던 사람들이 이제는 긍정적인 시각을 갖고 스스로 조심스레 신발을 벗어보게 된 것이다.

엔지니어 은퇴자 죠지, 심리상담사인 안나, 그리고 나와 교류하였던 이란인 카산푸르 씨가 모두 신발을 벗고 맨발인이 되었다. 그들은 맨발걷기의 즐거움에 놀라고, 육체적, 정신적 치유효과를 발견할 때마다 경탄해 마지않는다.

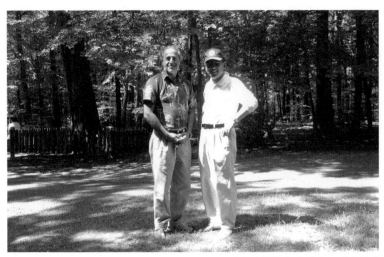

이란인 은행가 카산푸르 씨와 함께

하버드대학의 생물학 교수 에드워드 윌슨은 인류의 삶은 수백만
년 전 동아프리카의 사바나 숲에서 기원하고 있고, 그때의 삶의 모
습은 우리의 유전자에 각인되어 있다고 하는 '바이오필리아Biophilia'
가설을 주장한 바 있다. 바이오필리아는 생물을 뜻하는 'Bio'와 사
랑을 뜻하는 'Philia'의 합성어로 우리 인간의 마음속에 뭇 생명체
와 자연에 대한 애착과 회귀본능이 내재되어 있다는 사고이다.

현대에도 수많은 사람들이 많은 시간과 노력을 들여 숲과 자연
을 찾는 이유가 바로 이러한 바이오필리아 성향 때문이다. 그 때문
에 지금도 고요한 숲에 들어서면 사람들이 마음의 안정과 포근함
을 얻는다는 것이다 심원섭, 「숲의 사회학」 p.15-18.

인간의 마음속에 숲과 자연으로 회귀하고자 하는 본능이 있다

는 가설은 우리 모두의 경험에 비추어봤을 때 참이다. 우리는 시간을 내서 숲으로 가고 그 숲에서 아늑한 대자연을 느끼길 좋아한다. 오래전 조상의 삶의 모습에 대한 동경을 느끼는 것이다.

그런데 더 놀라운 것은 그 숲을 신발을 신고 걸을 때보다, 맨발로 걸을 때 더 온전한 자연과의 합일을 체험하게 된다는 것이다. 맨발 걸음은 가장 순수한 마음으로 어머니 대지와 만날 수 있는 방법이다. 그런 상태가 되어야만 자연이, 그리고 생명들이 내 속으로 들어와 서로 교감을 나눌 수 있게 된다.

신발을 벗고 맨발로 숲길을 걸을 때 비로소 느끼고 체험하게 되는 자연과의 본원적 일체감, 그로부터 시작되는 경이로운 치유효과를 나는 '맨발필리아Barefootphilia'라 규정한다. 윌슨 교수의 바이오필리아에 상응하는 말로 맨발Barefoot에 대한 사랑Philia을 의미한다.

이 단어는 숲이나 바닷가에서 맨발이 되었을 때의 그 자연스럽고 아늑한 느낌, 그 생생한 실존 인식의 기분을 모두 포함한다. 동시에 우리의 유전자 속에 각인된 수백만 년 간 맨발로 살았던 조상에 대한 동경과 애착도 포함한다.

맨발필리아의 가설, 그것은 현대인들을 육체적으로 또 정신적으로 건강하게 만드는 맨발걷기에 대한 또 다른 해석인 것이다.

그래서 나는 맨발필리아를 21세기 문명사회의 병폐를 예방하고 치유하는 해법으로 삼고자 한다. 현대의 생명공학이 유전자의 염기서열 해독을 통해 각종 질병의 근원적 해결을 추구하듯, 나는 맨발필리아를 통해 우리의 유전자에 깊이 각인되어 있는 맨발에 대한 사랑과 동경을 읽어내고 그 안에 담겨있는 근원적인 기쁨과 건강을 회복시키고 싶다.

4

웰빙을 실현하는 가장 경제적인 수단

웰빙은 어느덧 우리 사회의 중심축으로 작용하고 있다. 웰빙은 언론 매체에 수시로 등장하는 일상의 주제가 되었다. 또한 삶을 향유하는 많은 선택에서 웰빙은 중요한 가치판단 기준이 되었다.

요가나 명상수련 등에 관심을 갖는 사람들이 늘어가고, 스파, 헬스, 피트니스클럽, 피부관리실 등이 각광을 받고 있다. 인스턴트식품 대신 자연식품이나 유기농 식품을 선호하고 기능성 건강식품에 열광하는 것도 웰빙에 대한 사람들의 관심을 대변해준다.

웰빙Well-being은 본디 '건강과 안녕, 복지' 등의 의미를 갖는 말로 '건강하게 잘 먹고, 잘 살자'라는 것이 그 기본 취지이다. 그렇기에 사실 웰빙은 어느 시대, 어느 사회에서나 적용되던 염원이었다. 앞으로도 영원히 사람들로부터 주목받을 주제이다.

'웰빙' 풍조는 특히 한국인들에게 각별한 의미가 있다. 고도성장을 위해 앞만 보고 달려오던 지난 시대를 뒤돌아보게 하기 때문이다. 오로지 먹고 일하고 잠자고, 이렇게 생존지향형의 삶을 살아야 했던 시대의 한국인은 선택할 수 없는 가치였다.

그렇기에 우리는 이제부터라도 우리의 삶을 웰빙으로부터 소외시키지 말아야 한다. 웰빙은 우리로 하여금 획일화된 삶의 형태에서 벗어나 좀 더 다양한 형태의 삶을 만들어낸다는 측면에서 긍정적인 영향을 미칠 것이다.

하지만 기업들의 상업주의가 이런 웰빙 현상을 일부 왜곡·변질시키고 있어 우려하지 않을 수 없다. 웰빙이라는 이름 아래 고가의 유기농 식품이나 기능성 건강식품 등의 구매를 부추긴다. 또 고급 스파나 헬스클럽 등의 이용이 웰빙의 필수적인 수단인 것처럼 광고를 해대고 있다.

얼마 전 한 신문의 웰빙 관련 특집기사에서 허브나 머드, 해초 등이 가미된 스파와 유기농 식사, 피트니스, 마사지로 구성된 '웰빙 패키지'가 코스에 따라 수십 만 원을 호가한다는 소식을 접한 적이 있다.

사정이 이러하다면 어디 보통 사람들은 웰빙에 접근이나 할 수 있겠는가? 이러다가는 건강한 삶을 추구하는 긍정적인 의미의 '웰빙'이 마치 '명품'처럼 위화감을 불러일으켜 계층간의 갈등만 부추

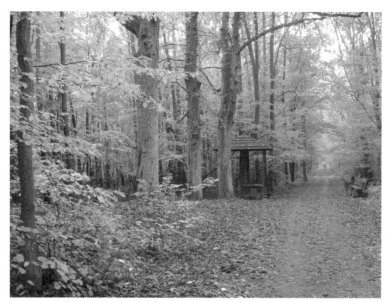
신선한 공기를 제공하는 숲길

기는 것은 아닐까 걱정이다.

　고비용의 지출 없이도 누구나 손쉽게 즐길 수 있는 웰빙의 수단
이 바로 맨발걷기다. 나는 우리의 삶의 질을 높이는 해답이 맨발걷
기에 있음을 누누이 강조해왔다.

　다시 말하지만 숲길 맨발걷기는 건강과 생명의 비답이다. 그것
은 어머니 대지의 사랑을 확인하는 방법이고 모든 살아있는 생명
체에 대해 사랑의 마음을 갖게 되는 일이다.

　그리고 맨발걷기는 자연이 선사하는 천연의 마사지를 통해 병
든 육체와 정신을 치유하는 효과도 갖고 있다.

그러면서도 맨발걷기는 아무런 비용을 수반하지 않는다. 오히려 비용을 절약하기 위한 방법이 되기도 한다. 맨발은 신발을 신지 않은 발이고, 그것은 신발 구매에 소요될 자금이 보전된다는 것을 의미한다. 그 상태에서 대지 위를 맨발로 걷기만 하면 그만이다. 따로 비용을 들여 배울 필요도 없고 기본적으로 갖추어야 할 장비가 필요한 것도 아니다.

또한 맨발로 걷는 데는 어떤 어려움이나 불편도 따르지 않는다. 아침에 일찍 일어나는 습관을 들이려면 한동안 졸음을 뒤로하고 일찍 일어나는 고통을 감수해야 한다. 인간의 가장 기본적인 식생활도 조절을 하기 위해서는 많은 자제력과 인내심이 요구된다. 그러나 맨발걷기에는 오로지 신발을 벗는 즐거움과 상쾌함이 있을 뿐 어떤 고통도 따르지 않는다.

맨발을 디디는 순간 자연과의 합일에 이르는 경이로운 정신의 희열이 당신으로 하여금 걷고 있다는 사실조차 잊게 해줄 것이다. 그래서 맨발걷기는 이 시대 최적의 웰빙 수단이다.

다 같이 신발을 벗어보자. 맨발로 한 걸음 한 걸음 땅을 디딜 때마다 그것이 사랑의 걸음, 생명의 걸음, 치유의 걸음임을 확인하게 될 것이다.

5

나의 존재와 대면하는 명상의 시간

명상이란 마음을 고요한 내면의 세계로 몰입시키는 정신집중을 이른다. 일체의 행위를 중단하고 생각의 흐름마저 중지한 상태에서 오로지 존재의 참모습 그 자체를 응시하고 대면하는 것, 그것이 바로 명상이다.

어떤 이는 이를 '존재의 집'에 도달하는 것이라 했던가. 그래서 명상은 존재에 대한 각성이기도 하다. 형언할 수 없을 정도로 경이로운 존재를 깨닫고 그로부터 행복과 희열을 찾도록 하는 그것이 바로 명상이다.

이런 명상은 통상 가부좌를 틀고 정좌한 상태에서 행해진다. 들숨과 날숨의 호흡을 단전에 모으고 그 숨 하나하나를 헤아리며 지켜보는 고요한 자세로 이루어진다. 힌두교의 명상과 요가가 그러하고 불교의 참선이 그러하다. 일상의 흐름을 중단시킨 상태에서 이루어진다. 정신을 집중시켜야 고요한 명상의 효과를 극대화시킬 수 있다.

명상은 일상을 벗어난 시간이 아니더라도 충분히 행해질 수 있다. 밥을 먹거나 일을 하면서도, 그리고 걸으면서도 명상은 할 수 있다. 존재의 참모습을 흔들림 없이 응시하고 주시하는 일은 걷는 중에도 가능하다. 이런 명상은 행위를 하되 행위 하지 않는 명상이라 할 수 있을 것이다.

살아생전 생불生佛, 살아있는 부처로도 불리었던 베트남의 틱낫한 스님이 건립한 사찰 '플럼빌리지Plum Village'는 '걷기명상'을 그 주요한 수행법의 하나로 가르치고 있다.

마음을 발끝에 모으고 한 걸음 한 걸음 자유롭게 걸어라. 당신이 걷고 있는 그곳이 아름다운 지구라는 사실을 느껴보라. 발에 사랑의 힘을 가득 실은 다음, 흙에 입맞추는 기분으로 내딛어라.

틱낫한 스님이 그의 책『힘』에서 가르치는 걷기명상의 수행방법이다.

수행자들은 정기적으로 틱낫한 스님과 함께 숲으로 이어지는 초원을 걸었다. 깨어있는 마음으로 한 걸음 한 걸음을 즐긴다. 발이 땅에 닿는 순간 들판에 가득 찬 생명의 기적을 만끽하게 되고

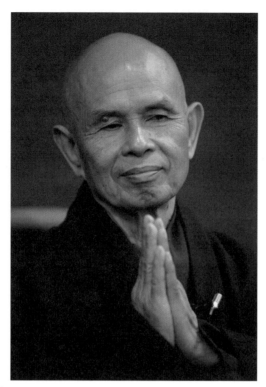

틱낫한 스님(1926-2022)

고요한 내면 속으로 들어서는 치유의 힘을 느끼게 된다.

숲에 도착한 수행자들은 숲속에 앉아 지저귀는 새소리에 귀를 기울인다. 나뭇잎 사이로 따스한 햇볕이 비춘다. 그들이 체험하는 모든 것은 행복이고 기적이며 천국이다.

틱낫한 스님의 걷기명상은 그렇게 천국으로 가는 길로, 존재의 아름다움과 행복을 만나는 길로 수행자들을 인도한다.

맨발걷기도 이러한 걷기명상에 다름 아니다. 단지 신발을 벗고 맨발로 하는 데 차이가 있을 뿐이다.

수행의 방법과 과정이 같지만, 맨발걷기 수행은 수행의 집중도나 성취도에서 신발을 신고 하는 걷기명상보다 오히려 더 치열하고 정치情致하다고 할 수 있다. 존재와 대면하게 되는 희열이 더욱 생생하고 절절하다.

나는 폴란드에 있던 8년 동안 집 근처의 숲을 걷고 또 걸었다. 8년 중 앞의 5년은 운동화를 신고 걸었고, 나머지 3년은 맨발로 걸었다. 나에게 있어서 앞의 5년 동안의 걸음은 단순히 숲을 걷는 즐거움이자 운동이었다.

그러나 나머지 3년의 걸음은 숲과 하나가 되고, 그 안의 생명체와 사랑을 나누며 행해지는 생명의 걸음이었다. 자신의 실존에 맞닥뜨린 순일한 명상의 시간들이었고 생명으로 가득 찬 시간들이었다. 그것은 신발을 신고 걸을 때는 느끼지 못했던 내면의 희열과 행복을 주었다.

신발은 존재와 대지를 격리시키는 감옥이 아니었던가? 신발을 신은 상태에서 대지의 싱그러운 기운을 오롯이 받아들인다는 것은 불가능한 일이다. 그렇기에 발을 감싼 신발은 걷기명상의 진정한 목적인 응시와 대면에 장애로 작용할 것이다.

맨발로 숲길을 걷는 것은 대지와 자연 그리고 우주를 향한 구도求道의 걸음이다. 우주만물에 대한 경건함과 생명에 대한 예찬의 걸음이다. 나와 우주만물이 다르지 않다는 일체 무경계의 확인, 명상으로서의 맨발걷기가 지향하는 목표는 바로 그것이다.

끝없이 펼쳐지는 대지의 넉넉함, 푸른 풀과 나무들의 향연, 노래하는 새들, 싱그러운 공기와 푸른 하늘, 그 속에 선 맨발의 나, 그 모든 자연의 실존과 만나게 되는 맨발걷기 명상은 형언할 수 없는 기쁨과 경이로움을 전해준다.

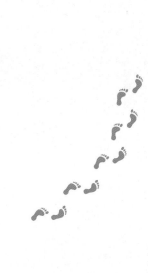

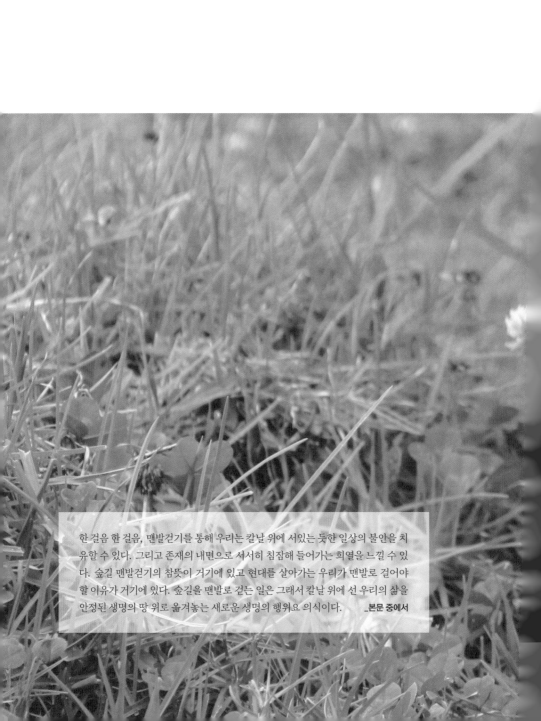

한 걸음 한 걸음, 맨발걷기를 통해 우리는 칼날 위에 서있는 듯한 일상의 불안을 치유할 수 있다. 그리고 존재의 내면으로 서서히 침잠해 들어가는 희열을 느낄 수 있다. 숲길 맨발걷기의 참뜻이 거기에 있고 현대를 살아가는 우리가 맨발로 걸어야 할 이유가 거기에 있다. 숲길을 맨발로 걷는 일은 그래서 칼날 위에 선 우리의 삶을 안정된 생명의 땅 위로 옮겨놓는 새로운 생명의 행위요 의식이다.   _본문 중에서

5장

맨발걷기의
경이로운 치유효과

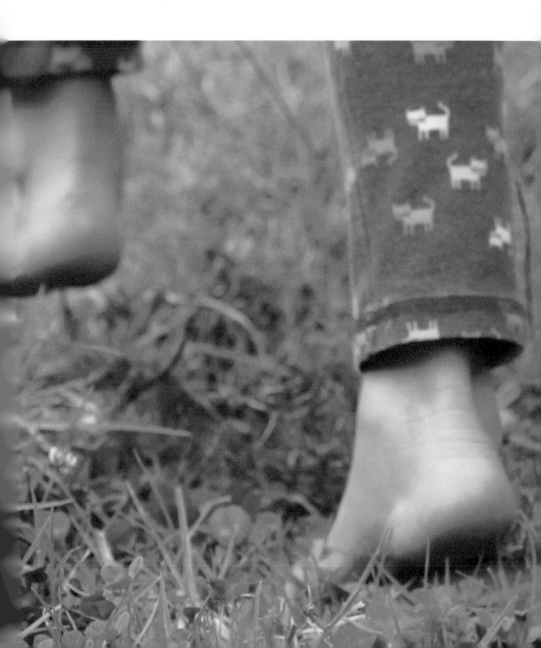

1

자연으로 돌아갈 때 건강의 길이 있다

미국을 여행할 때면 비만인 사람들을 유난히 많이 접하게 된다. 몸은 물론이요, 숨조차 가누기 힘들 정도의 비만을 갖고 있는 사람들이 길거리에 숱하게 많다. 누군가는 이런 실태를 '미국인의 비만재앙'이라고까지 경고하기도 한다.

비만은 그 자체에서 그치는 것이 아니라 각종 성인병의 근원이된다. 수많은 사람들이 비만으로부터 파생된 고혈압, 당뇨병, 동맥경화, 심장질환 등의 질병에 시달리고 있다. 더욱이 이러한 질병들은 그 고통도 심해 마지막까지 극심한 고통을 겪다가 죽어가는 사람들의 수가 적지 않다.

지난 여름 시카고를 방문했을 때도 비만의 원인으로 지목되고 있는 패스트푸드와 인스턴트식품들이 그들의 식탁을 점령하고 있었고, 음식점의 음식은 여전히 기름지고 풍성했다. 나는 미국에서 비만이 더 이상 방치하거나 간과할 수 없는 시급한 사회문제로 대두되고 있음을 느꼈다.

그 유명한 시카고 치즈팩토리 식당은 수백, 수천 명의 손님들로 하루종일 붐볐다. 보통 30분 정도를 대기석에서 기다렸다가 식사를 하게 되는데 배달되는 음식들은 접시를 가득 채우고도 남았다.

거기에다 후식으로 먹게 되는 달콤한 치즈케익은 사람들의 식탐을 또 한 번 자극하고 있었다. 미국인들이 즐기는 고단백, 고칼로리의 음식문화를 한눈에 보여주는 모습이었다.

비만이 사회적인 문제로 대두되고 있는 것은 미국뿐만이 아니다. 시간의 격차가 있을지언정, 우리나라도 그 추세를 따르고 있고 많은 사람들이 비만과의 치열한 전쟁을 벌이는 중이다. 이러한 사회적 인식은 오늘날 선풍적인 인기를 끌고 있는 각종 다이어트 방법과 비만강좌 등 다이어트 자체에 대한 관심으로 이어졌다.

이제는 상당수의 사람들이 자연식이나 선식 그리고 생식에까지 관심을 보이고 있다. 또 화학비료 등을 사용하지 않고 퇴비만을 고집하여 생산한 유기농 식품을 찾는 사람들도 점점 늘고 있다. 현대문명의 폐해를 치유하기 위한 노력의 일환으로 음식문화 개선이 주목을 받고 있는 것이다. 이것은 곧 '자연으로 돌아가자'는 깨

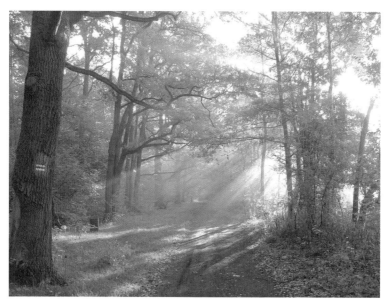
아침햇살이 가득한 숲길

우침에서 시작된 생태적 인간으로서의 회귀라 여겨진다.

이러한 노력을 상징적으로 보여주는 사례가 있다. 『조화로운 삶』이라는 책의 저자로 알려진 미국인 부부 헬렌과 스콧 니어링, 그리고 세계적인 아이스크림 재벌의 상속자인 베스킨라빈스 2세가 돈과 문명을 등진 채 자연 속에서의 삶을 시작했다. 자연의 질서에 순응하면서 자연의 일원이 되고자 하는 그들의 이야기에서 건강한 삶의 모습을 엿보게 된다.

앞서 이야기한 아침형 인간이나 맨발형 인간이 추구하는 바도 궁극적으로는 이러한 노력과 맥을 같이 한다. 자연의 생체리듬에 따라 잠들고 일어나는 생활습관의 회복, 유기농 채소와 자연식품 등을 생식하는 식습관의 회복 그리고 시간과 여건이 허용될 때마다 맨발로 숲길을 걷는 맨발걷기 습관의 재개, 이것들은 모두 우리의 몸과 마음을 자연 상태로 되돌리고자 하는 노력이다. 이런 노력들은 우리의 삶을 건강과 활력으로 충만케 할 것이다.

아침에 일찍이 일어나, 맨발로 이슬이 영롱한 흙길이나 풀밭을 거닐고 그런 청신한 느낌으로 자연산 채소 등의 간소한 식사를 즐긴다면, 우리의 삶에 더 이상 무엇을 바랄 것인가!

2

선홍색의 건강한 발을 되찾자

현대인은 신발과 양말을 벗으면 대부분 창백한 발이 드러난다. 항시 공기가 통하지 않는 채로 갇혀있기 때문이다. 축축한 땀과 습기에 젖어 힘이 없는 발, 무좀 등의 곰팡이에 노출되어 있는 발, 거기에다 악취까지 나는 발. 상황이 이렇다보니 발은 신체 중 가장 숨기고 싶고 또 애써 외면하는 부분이 되고 말았다.

이러한 발일수록 남들 앞에 발을 내보이는 것은 당연히 어려운 일이다. 자연히 사람들은 자신의 발을 점점 더 양말이나 신발 속에 가두어놓고 지내게 되고 발 자체에 대해서 신경쓰지 않고 살아가게 된다. 발의 건강과 발의 아름다움은 소홀히 여겨진다.

문명화된 사회는 발에 대한 뒤틀린 인식으로 인해 점점 발을 옥죄려 하는 것 같다. 과거 중국에서 여인들의 발을 천으로 묶어 찌그러뜨리는 전족을 하였던 것과 크게 다르지 않다. 우리는 양말로, 구두로 발을 감싼다. 전족 여인들이 작은 발로 뒤뚱뒤뚱 걷듯이 우리도 가죽구두를 신고 어딘지 자유롭지 못한 걸음을 걷고 있다.

그 방식이나 정도에 차이가 있을지언정 신발은 맨발의 자유로움과 성장 활동을 억압하고 있다는 측면에서 인체의 건강한 아름다움을 인위적으로 억제한다. 이런 측면에서 신발은 현대판 전족이라 해도 지나침이 없다.

그래서 오늘날 현대인들의 발은 건강하지 못하다. 숨도 못 쉬게 양말 속에, 구두 속에 갇혀서 질식되어가고 있는 발은 심한 악취를 풍긴다. 심한 사람들은 뼈나 발톱이 기형적으로 자라있거나, 무좀 등의 질병에 노출되어 있기도 하다.

미국의 족부足部 정형외과 의사 사무엘 슐만은 그의 연구논문 「신발을 신지 않고 사는 중국과 인도 사람 등에 관한 연구」**미국 족부 정형외과의사 협회지, 1949**에서 신발이 인간의 발에 최대의 적이라고까지 보고하고 있다.

"신발을 신지 않는 사람들은 발에 관한 질병이 거의 없다. 그들의 발동작은 괄목할 정도로 크고 모든 활동을 가능하게 한다. 구두는 건강한 발에 필요치 않고, 질병의 원인이 될 뿐이다. 발의 최대의 적은 신발이다."

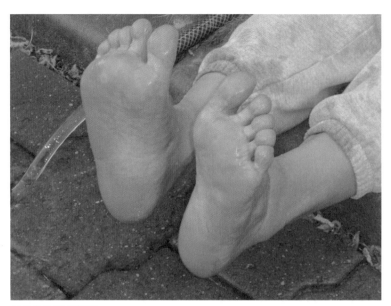

선홍색의 건강한 발

미국인 의사 닥터 스틸 스튜어트도 그의 연구논문 「신발의 역사와 그 사용 및 남용」1972에서 건강한 맨발의 힘을 역설하고 있다.

"수백만의 인디언이나 콩고인들은 사바나 숲이나 열대 우림에서 아무런 보호장구도 없이 맨발로 다닌다. 그들에게 신발은 불필요하다. 우리는 그런 원시인들로부터 맨발로 걷는 기쁨과 무통의 즐거움을 배워야 한다."

맨발이 되면, 맨발로 걷게 되면 금세 무좀도 사라지고, 창백했던 발에 선홍빛 혈색이 돌게 된다. 발바닥에는 적당히 굳은살이 돋으면서 생고무와 같은 탄력이 생겨 강인한 발을 갖게 된다. 자신의 발이 잃어버렸던 건강을 되찾는 모습을 생생하게 목격할 수 있다.

그때부터는 맨발이 자랑스러워진다. 맨발로 나서는 것이 당당해진다. 맨발은 다시 아름다운 신체의 하나로 돌아오고 우리는 그 발을 사랑으로 대할 수 있게 된다. 건강한 발, 당당한 발 그것은 건강한 삶, 당당한 삶을 여는 확실한 열쇠가 될 것이다.

발은 혈액을 순환시키는 제2의 심장

현대인의 많은 질병은 혈액순환만 원활하게 해주어도 상당 부분 해결된다는 것이 일반적인 상식으로 받아들여지고 있다. 혈액은 심장에서 나와 말초 혈관까지 온몸의 각 기관을 흐르며 산소와 영양소, 호르몬 등을 운반해주고, 되돌아오는 길에는 각 기관에 쌓여 있는 독소와 침전물 등의 찌꺼기들을 회수하여 온다. 그러니 원활한 혈액순환 여부가 건강유지의 관건이 되는 것이다. 이 기능이나 과정에 조금이라도 문제가 생긴다면, 그것은 바로 건강의 악화와 질병으로 이어지게 된다.

혈액순환의 원활화를 기하려면 어떻게 해야 하는가. 우리가 흔히 받는 마사지나 지압요법은 이러한 혈액순환 원활화의 한 방법일 것이다. 그러나 마사지나 지압은 장기와 같이 물리적 자극을 가할 수 없는 위치에 있는 신체부위는 미치지 못한다는 한계가 있다.

한방에서 침이니 부항이니 하는 것들도 궁극적으로는 혈행의 활성화를 일으켜 염증과 질병을 치유하는 것이라 할 수 있다. 그러나 이것들은 언제 어디서나 시행할 수 있는 방법이 아니다. 좀 더 효과적이고 지속 가능한 방법이 없을까? 결국은 맨발걷기의 효능에서 그 해답을 찾을 수 있다.

일찍이 레오나르도 다 빈치는 "인간의 발은 체중을 유지하고, 원하는 곳으로 이동시키는 가장 강력하고 아름다운 도구이다"라고 하였다. 흔히 발의 기능이라고 하면 사람들은 위의 두 가지 기능, 즉 몸의 하중 지탱과 장소 이동의 기능을 떠올린다.

하지만 발에는 또 한 가지 중요한 기능이 숨어있다. 걸을 때 발을 땅에 디디면 몸의 중량으로 인해 발에 분포된 혈관이 수축되고, 발을 땅에서 떼어 들어올리면 그 누르는 힘이 없어져 혈관이 팽창된다. 이 발바닥 혈관의 수축과 팽창의 반복작용으로 인해 혈액은 발바닥에서 심장으로 다시 올라갈 수 있는 힘을 얻게 된다.

이것이 바로 걷기의 혈액펌핑 기능이다. 그래서 통상 '발은 제2의 심장'이라 일컬어지기도 하는 것이다. 얼마나 적당한 시간 또 효과적으로 걷느냐에 따라 발의 혈액펌핑 기능이 제대로 작동하는가의 여부가 달려있다 할 것이다.

심장은 우리의 의사와 관계없이 박동하여 혈액을 내뿜지만, 발의 경우 우리의 의지에 따라 혈액펌핑 기능을 조절할 수 있다. 결국 오늘날 건강의 대명사로 불리는 '걷기'가 원활한 혈액순환을 위한 가장 손쉽고 확실한 방법이라 할 수 있겠다.

오늘날 걷기는 '가장 안전하고 우리 모두가 즐길 수 있는 유산소 운동'이라고 정의되고 있다. 걷기는 산소 섭취량을 증대시키고 심장기능을 강화하고 신진대사를 촉진하고 병에 대한 저항력을 증가시키는 등의 효과를 가져온다. 이 모든 효과는 궁극적으로 발의 혈액펌핑 기능에 기인한다는 것이 나의 소견이다.

그럼 신발을 신고 걸을 때와 맨발로 걷는 것에는 어떠한 차이가 있는 것일까. 운동화나 구두를 신고 걸을 때보다는 맨발로 걸을 때 혈액펌핑 효과가 훨씬 더 강력하고 자극적으로 일어난다. 왜냐하면 신발은 기본적으로 발을 옥죄고 있기에 발을 들어올렸을 때 발의 혈관이 제대로 팽창할 수 없게 하며, 또한 운동화 등의 신발은 충격완화를 명목으로 신발창에 공기층을 만들어 바닥을 푹신하게 만들기 때문에 발의 혈관이 제대로 수축할 수 없게 하기 때문이다.

원래 인간은 맨발로 거친 땅이나 그 위의 돌, 나뭇가지 등을 밟고 다님으로써 자연스럽게 발바닥의 반사구Reflex Point에 자극을 주어왔다. 이것은 혈액순환의 활성화로 이어져 건강을 유지할 수 있게 하는 역할을 했다.

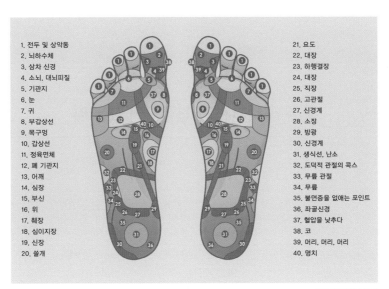

발바닥 반사구

　그러나 문명의 발달과 함께 발을 보호한다는 명목으로 발에 푹신푹신한 신발을 신기고 더 나아가 자동차가 등장하면서 걷기까지 제한시키자 맨발걷기의 이런 효과는 기대할 수가 없게 되었다. 그로 인해 혈액순환의 장애와 함께 수많은 문명병이 초래된 것이다.

　옛말에 '하루 12번씩 맨발로 문턱을 디디고 넘으면 오래 산다'는 말이 있다. 이 말에는 맨발걷기와 혈액펌핑 기능에 대한 조상들이 지혜가 담겨있다.

　맨발로 걷자. 맨발로 문턱도 디디고 흙도 밟고, 자갈도 밟자. 그리하여 혈액을 힘차게 뿜어올리자. 이를 통해 오늘날 혈액순환 문제로 야기되고 있는 여러 질병을 극복하고 건강한 삶을 살아가자.

4

모든 신체기관과 연결되어 있는 발

아메리칸 리플렉솔로지 아카데미의 빌 플로코 학장은 리플렉솔로지에 대해서 다음과 같이 설명했다.

"리플렉솔로지는 과학적인 자연건강법으로 발, 손 그리고 귀에 분포한 반사구들을 자극하여 몸의 각 기관의 기능을 향상시키는 것이다. 몸의 말단과 중심기관의 연결성과 그 반사부위를 손가락 등으로 지압함으로써 어떤 효과가 나타나는지를 다룬다. 리플렉솔로지는 건강을 증진시키고 적절한 건강상태를 유지하게 하는 강력한 치유요법이다."

리플렉솔로지에 따르면 발바닥에는 신체 각 부위에 연결된 반사구들이 지도처럼 분포하고 있다. 우리는 특정 반사구에 전문적인 지압을 가함으로써 상응하는 신체기관의 기능을 향상시키고, 나아가 정신과 신체가 본연의 균형을 회복하도록 할 수 있다.

역사적으로 리플렉솔로지 요법은 고대 중국과 이집트 등에서 시행되었다는 기록이 있다.

근대에 들어 1913년 윌리엄 피츠제럴드 박사가 몸의 특정 부위에 압력을 가하면 연관부위에 마취효과를 가져온다는 사실을 발견하면서, 리플렉솔로지에 대한 체계적인 연구가 시작되었다. 그는 신체의 각 부위를 10개의 동등한 수직구역으로 구분하고 한 부위에 압력을 가하면 해당 부위의 신체기관에 영향을 미친다는 사실을 밝혀냈다. 그리고 그 사실을 존 테라피Zone Therapy, 구역치료라는 이름으로 학계에 발표하였다.

그리고 1930년대에 물리치료사 유니스 잉햄이 발의 지압을 통해 온몸의 긴장 완화와 질병 치유의 효과를 얻을 수 있다는 사실을 새로이 발견함으로써 리플렉솔로지에 대한 이론적 기반이 본격적으로 체계화되었다.

오늘날 우리나라를 비롯하여 전 세계적으로 다양하게 시행되고 있는 발 마사지나 발 지압 등이 다 리플렉솔로지 이론에 근거한 자연 건강요법이라 하겠다. 전문가들이 리플렉솔로지의 효과로 혈액순환의 활성화, 긴장의 완화 및 신체 각 기관의 해독작용과 노후한 조직과 세포의 재생작용 등을 들고 있음은 리플렉솔로지

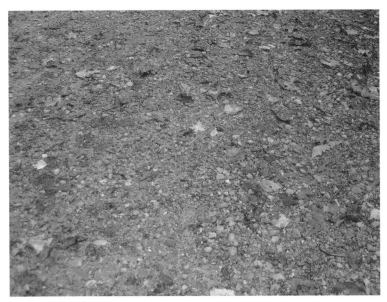
발바닥을 자극하는 길가의 돌과 나뭇잎

요법이 얼마나 적극적인 건강요법인지를 말해준다.

맨발걷기의 경이로운 치유효과도 이론적으로는 상기의 리플렉솔로지와 다르지 않다. 맨발로 대지를 밟게 되면 자연적으로 지표면의 모래나 자갈, 나뭇가지 등의 다양한 물질들이 발바닥의 각 부위를 눌러주어 지압효과를 얻을 수 있기 때문이다. 이것이 바로 자연이 해주는 지압이요, 자연이 해주는 발마사지인 것이다.

앞으로 제시될 다양한 맨발걷기 걸음 형태들도 발바닥의 다양한 부위에 좀 더 직접적이고 확실한 지압효과를 주기 위한 방법들과 연결되어 있다. 이러한 관점에서 맨발걷기는 '자연이 선사하는 리플렉솔로지Natural Reflexology'라고 하겠다.

리플렉솔로지 요법은 반드시 전문 치료사나 타인의 손을 빌어야만 지압효과를 얻게 되는 데 비해, 맨발걷기는 혼자서도 할 수 있다. 따라서 그 용이성이나 경제성, 효율성에 있어서 맨발걷기가 오히려 리플렉솔로지 요법을 능가한다고도 할 수 있을 것이다.

거기에 리플렉솔리지는 타인의 힘을 빌어 건강의 회복을 도입한다는 수동성을 내포하고 있지만 맨발걷기는 스스로의 판단과 행위를 통해 자신의 건강을 도모한다는 능동성을 기본으로 하고 있다.

더군다나 맨발걷기에서는 신체적인 건강 증진뿐만 아니라 자연과의 만남과 합일을 통한 정신순화 기능도 기대할 수 있으니 보다 근원적인 건강요법이 되는 것이다.

일체의 비용이 소요되지 않으면서, 리플렉솔로지 고유의 효과까지도 얻을 수 있는 맨발걷기는 현대인이 향유할 수 있는 최상의 대체의학 요법이라 할 수 있을 것이다.

우리의 삶에는 반드시 의학적인 처방이나 치료를 필요로 하는 부분이 있다. 그렇기에 이러한 건강요법이 의학을 완전히 대체할 수 있는 것은 아니다. 다만 의료에 지나치게 의존하는 생활방식에도 부작용이 뒤따르기 마련이다. 맨발걷기 건강요법은 대체의학 요법의 하나로서 적절히 활용할 경우 의료에만 의존해서는 이룰 수 없는 '건강체健康體'를 만드는 것이 가능하다.

5

치유와 생명의 맨발걷기

현대인의 삶은 칼날 위의 삶이다. 갈등과 긴장 속에서 곳곳에 위험과 장애가 도사린다. 이러한 위기를 피해가고 극복하는 일은 마치 예리한 칼날 위를 걷는 것처럼 위태롭고 아찔하다.

시인 정호승은 그의 시 「칼날」에서 현대인의 삶을 역설적으로 노래한다.

칼날 위를 걸어서 간다
한걸음 한걸음 내디딜 때마다
피는 나지 않는다

눈이 내린다

보라

칼날과 칼날 사이로

겨울이 지나가고

개미가 지나간다

칼날 위를 맨발로 걷기 위해서는

스스로 칼날이 되는 길뿐

우리는 희망 없이도 열심히 살 수 있다

현대의 칼날 같은 삶을 버텨내기 위해서 오히려 나 자신이 칼날이 되어야 한다고 절규한다. 어차피 살아내어야 할 현대의 삶을 겨울이 지나고 개미가 지나듯 절망하지 말고 살아내야 한다는 역설이다. 비록 희망이 없더라도.

그러나 칼날이 되어 살아가는 현대인의 긴장과 고뇌는 삶의 불안을 증폭시킨다. 모든 정신의 에너지는 두뇌로 집중되고 그것은 결국 터져 두통으로, 더 나아가 정서의 혼란으로 나타나게 된다. 머리로 집중된 현대인의 삶은 균형감각을 잃고 흔들릴 수밖에 없는 것이다.

숲길의 맨발걷기는 잃어버린 현대인들의 삶의 균형을 회복시키고 안정된 상태로 되돌린다. 뭇 생명의 기운이 살아움직이고 항시 안정과 균형을 유지하는 어머니 대지가 기다리고 있는 곳이 바

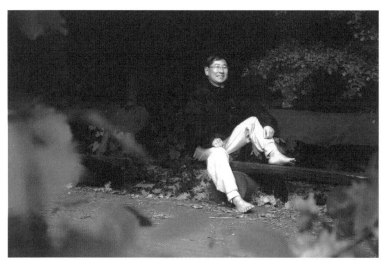
잠시 벤치에 앉아 쉬는 모습

로 숲이다. 거기에는 맑은 공기가 있고, 푸른 초목이 있고, 아름다운 새소리가 있다. 숲길을 걷는 것은 그래서 생명의 대지, 영혼의 모태 속으로의 다가서는 것을 의미하고, 그를 통해 우리는 균형을 회복할 수 있는 것이다.

신발은 대지와의 만남 자체를 차단시킨다. 신발을 신고 걷게 되면 대지의 숨결과 대지의 울림을 느낄 수가 없다. 생명의 꿈틀거림을, 생명의 은밀한 소곤거림을 들을 수가 없게 된다. 그래서 신발을 신고 걷기는 걷되 또한 제대로 걷지 못하는 것이다.

숲길을 맨발로 걸으면 하늘로 치솟던 모든 번뇌와 고통이 머리 끝에서부터 서서히 발끝으로 내려오는 것을 느끼게 된다. 감당하기 벅찼던 번뇌와 고통의 무거움이 서서히 발끝으로 빠져나가면서 해방감과 편안함을 얻게 된다.

그것은 참으로 오랜 시간 가져보지 못했던 진정한 평안이다. 어머니 대지의 품안에서 느끼는 모성의 넉넉함이기도 하고 영혼의 모음을 듣는 편안함이기도 하다. 맨발의 걸음은 그래서 치유의 걸음, 명상의 걸음, 해탈의 걸음이 된다.

한 걸음 한 걸음, 맨발걷기를 통해 우리는 칼날 위에 서있는 듯한 일상의 불안을 치유할 수 있다. 그리고 존재의 내면으로 서서히 침잠해 들어가는 희열을 느낄 수 있다.

숲길 맨발걷기의 참뜻이 거기에 있고 현대를 살아가는 우리가 맨발로 걸어야 할 이유가 거기에 있다. 숲길을 맨발로 걷는 일은 그래서 칼날 위에 선 우리의 삶을 안정된 생명의 땅 위로 옮겨놓는 새로운 생명의 행위요 의식이다.

맨발걷기는 그 자체가 행복한 잠으로의 초대다. 고즈넉한 숲길 산책은 마음의 평화를 가져다준다. 또한 숲길에서 만나는 생명체들을 통해 생명의 아름다움을 확인하는 순간 우리의 마음은 잃었던 평정을 되찾게 된다. 그리하여 숲길을 맨발로 걷고 돌아오면 숙면을 취할 수 있다. 불면에 시달리는 현대인들은 수면제를 찾을 일이 아니라 맨발로 숲길을 걸어야 한다. 꾸준히 맨발로 걷다보면 뿌리 깊이 박혀 있는 긴장도 풀려나가고 집에 들어와 누우면 서서히 깊은 잠 속으로 빠져들 수 있을 것이다.

_본문 중에서

6장

맨발걷기로 인해
변화하는 일상

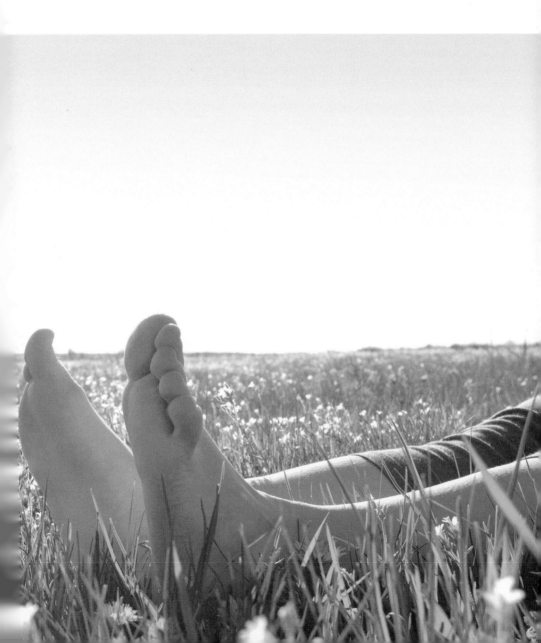

행복한 잠으로의 초대

맨발걷기는 그 자체가 행복한 잠으로의 초대다. 고즈넉한 숲길 산책은 마음의 평화를 가져다준다. 또한 숲길에서 만나는 생명체들을 통해 생명의 아름다움을 확인하는 순간 우리의 마음은 잃었던 평정을 되찾게 된다. 그리하여 숲길을 맨발로 걷고 돌아오면 숙면을 취할 수 있다.

불면에 시달리는 현대인들은 수면제를 찾을 일이 아니라 맨발로 숲길을 걸어야 한다. 꾸준히 맨발로 걷다보면 뿌리 깊이 박혀있는 긴장도 풀려나가고 집에 들어와 누우면 서서히 깊은 잠 속으로 빠져들 수 있을 것이다.

하루에 한 두 시간의 숲길 걷기, 그것은 자연이 주는 최상의 수

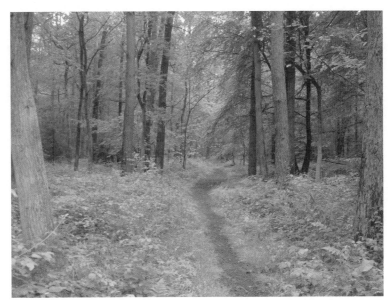

발을 자극하는 숲길

면제이자 안정제이다. 부작용이 없는 지상 최대의 명약이 바로 맨발걷기인 것이다.

맨발걷기는 궁극적인 긴장의 해소이고 스트레스로부터의 해방이다. 편안한 분위기에서 전신 마사지를 받거나 발 마사지를 받을 때 자신도 모르게 곤한 잠에 빠진 경험이 있을 것이다.

노곤해지면서 잠이 찾아오는 편안한 느낌, 맨발로 걷는 숲길은 바로 그런 편안함을 선사한다.

더군다나 맨발과 대지의 만남은 자연이 선사하는 최상의 마사지 효과를 맛보게 한다.

발바닥을 통해 솟구쳐오르는 대지의 정기는 뻐근했던 몸의 긴장을 풀어주고 맨땅의 흙과 자갈, 나뭇가지 등은 자연 그대로의 지압 도구가 되어 맨발을 기분 좋게 자극한다. 발바닥에 산재한 온몸의 압점들을 눌러 뭉쳐있던 몸을 부드럽게 풀어주는 것이다.

2

소화기관 활성화와 노폐물 배출

숲을 맨발로 걷게 되면 화장실을 자주 찾게 된다. 하루에 통상 한 번 가던 것이, 두세 번으로 그 횟수가 늘어난다. 그것은 바로 맨발 걷기로 인해 장기의 활동이 증진된 결과이다.

맨땅과 맨발의 접촉, 자연은 발바닥에 산재한 반사구들을 끊임없이 자극한다. 개중에는 소화기관과 직결된 반사구들도 있기에 내장에 활발한 모멘텀Momentum, 운동량을 제공하게 된다.

맨발걷기를 하지 않았을 때엔 아무런 자극 없이 정체되어 있던 장기들이 다시 힘차게 움직이기 시작하면서 오랫동안 쌓여있던 침전물과 독소를 배출해낸다. 자극을 받는 장기들로는 소장, 대장은 물론 위와 십이지장도 있다. 이들은 자극을 받을수록 빠르게 움

직이면서 자신의 역할을 수행한다. 이로 인해 배변활동의 횟수는
자연스럽게 증가한다.

활발해진 배변활동으로 인해 우리 몸 안 구석구석은 노폐물을
배출하고 정화되어간다. 이 과정에서 얼굴에는 화색이 돌고 결과
적으로 건강과 젊음을 되찾게 된다. 맨발걷기가 진정한 자연의 처
방이자 회춘의 보약인 이유다.

활발해진 배변활동은 맨발걷기가 선사하는 뜻밖의 선물이라고
할 수 있겠다. 이렇게 구체적으로 나타나는 신체적 변화를 통해 우
리는 맨발걷기가 제공하는 또 다른 기쁨과 기적을 만나게 된다.

3

면역력 강화와 감기로부터의 해방

'감기를 늘상 달고 산다' 수년 전만 해도 안부를 주고받을 때 나는 상투적으로 이 말을 꺼내곤 했다. 감기에 걸린 날에는 물론 감기에 걸리지 않은 날에도 시도 때도 없이 기침을 했다.

그러다 감기 환자가 내 근처를 지나가기만 하면 내 몸에는 어느새 감기가 옮겨와있었다. 그래서 나의 사무실 앞에는 '감기 환자 출입 금지'라는 표시까지 내걸기도 했다. 하루가 멀다 하고 크고 작은 감기에 걸리는 병약자, 그것이 당시 나의 모습이었다.

감기를 달고 살아온 나였기에 '나는 계속해서 이렇게 살아가겠거니' 체념하곤 했다. 그러다 어느 날 문득 '내 몸의 면역체계에 무언가 이상이 있는 것이 아닐까?' 하는 생각이 머리를 스쳐갔다. 몸

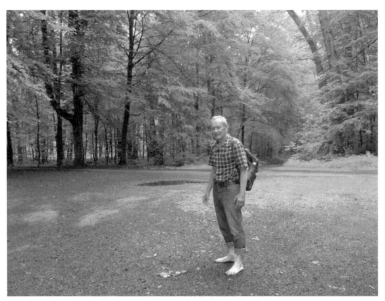

폴란드의 맨발인 펠츠 씨

의 균형상태가 깨졌기 때문에 면역체계에 문제가 생겼고 그런 무방비 상태에서 감기에 노출되기만 하면 전염되고 말았던 것이다.

평생 앓던 문제를 그제야 인식한 것은 아니었다. 문제를 그저 해결할 수 없는 족쇄로 받아들이는 것이 아니라 어딘가에 이상을 일으키는 원점이 있으며 그것을 직시하고 해결해야 한다는 사고에 다다른 것이다.

그렇게 맨발걷기를 시작한 이후 상황은 달라졌다. 주위에 감기 환자가 있더라도 바로 전염되는 일은 더 이상 일어나지 않았다. 간혹 감기에 전염되더라도 전처럼 길게 가지 않았다. 몸의 면역체계가 다시 정상으로 돌아왔다는 것을 의미하는 신호였다.

이는 그 어떤 변화보다 맨발걷기가 즉각적이고 직접적으로 효험을 내는 분야다. 몸의 면역력과 저항체계의 강화, 맨발걷기는 내 몸에 내재하고 있는 건강시스템을 개혁하여 근본적인 체질의 변화를 가져온다.

얼마 전 폴란드의 맨발인 스타니스와브 펠츠 씨도 나에게 자신의 맨발걷기에 대한 경험을 설명하면서, 자신이 맨발걷기를 한 지난 14년간 한 번도 감기를 앓은 적이 없음을 증언한 바 있다. 맨발걷기는 감기 등 잔병치레로부터의 해방을 약속한다.

4

무좀과 발냄새로부터의 구출

무좀균은 음습한 곳에서만 서식한다. 그런 점에서 신발과 양말 속에 가두어져있는 발과 발바닥은 무좀균이 서식하기에 안성맞춤의 환경이다. 현대를 살고 있는 대부분의 사람들에게 무좀은 커다란 골칫거리이다.

또한 발에 서식하는 무좀과 각종 박테리아는 발냄새의 주범이기도 하다. 발냄새는 그것을 겪는 이는 물론 겪지 않는 타인도 고통스럽게 하여 신발을 벗을 일이 있을 때마다 수치스럽고 무안한 감정을 가져오기도 한다.

무좀과 함께 음습한 곳에 버려진 우리들 대부분의 발, 그것은 현대인이 감춰둔 또 하나의 얼굴이다.

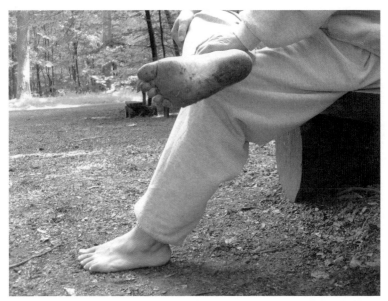

자연에서 호흡하는 발

　맨발로 숲길을 걷기 시작하면 우선 발의 모습부터 바뀐다. 발을
밝은 대기에 풀어놓아보아라. 갇혀있지 않은 발에는 통풍이 잘 이
루어져 습기가 사라진다.

　거기에 맨땅을 걸어 탄력성을 되찾게 된 발은 질식 직전의 상태
에서 벗어나 다시 숨쉬기 시작할 것이다. 선홍색의 건강한 발, 살
아 숨 쉬는 발, 그 어느 곳에서도 무좀균과 박테리아는 서식할 수
없게 된다.

　미국의 피부병 아카데미에서도 맨발걷기와 무좀 질환의 대립
성을 보고하고 있다. "무좀은 맨발로 걷는 사람들에게는 발생하지

아니한다. 무좀이 생기는 근본 원인은 발의 축축함과 땀 그리고 환기의 부족이다."

맨발걷기는 발을 무좀과 악취로부터 해방시킬 것이다. 그때 발은 누구에게나 당당하게 내놓을 수 있는 자랑스러운 신체의 한 부분으로 다시 태어나게 될 것이다.

무좀과 발 냄새로부터 해방된 발, 그것은 건강과 아름다움 그리고 자신감을 표현하는 또 하나의 상징이 된다.

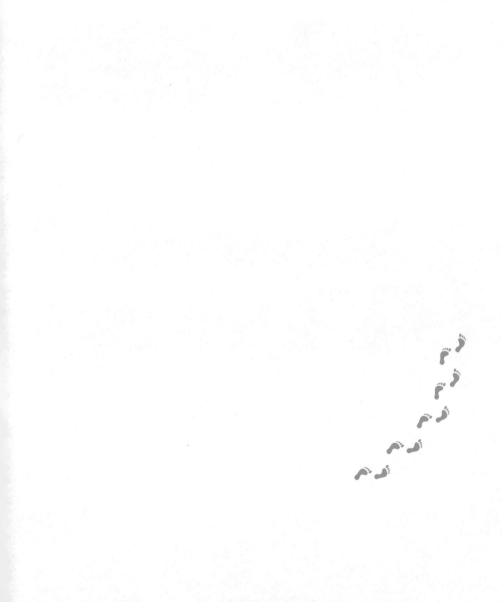

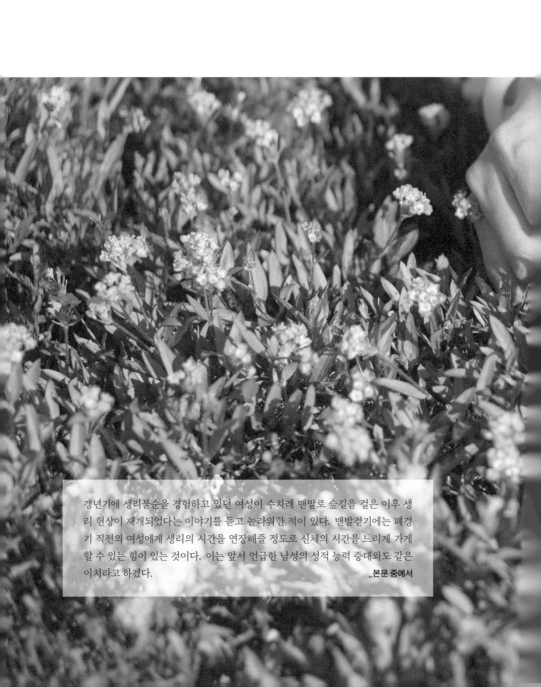

갱년기에 생리불순을 경험하고 있던 여성이 수차례 맨발로 숲길을 걸은 이후 생리 현상이 재개되었다는 이야기를 듣고 놀라워한 적이 있다. 맨발걷기에는 폐경기 직전의 여성에게 생리의 시간을 연장해줄 정도로 신체의 시간을 느리게 가게 할 수 있는 힘이 있는 것이다. 이는 앞서 언급한 남성의 성적 능력 증대와도 같은 이치라고 하겠다.

_본문 중에서

7장

당신의 고민을
해소하는 맨발걷기

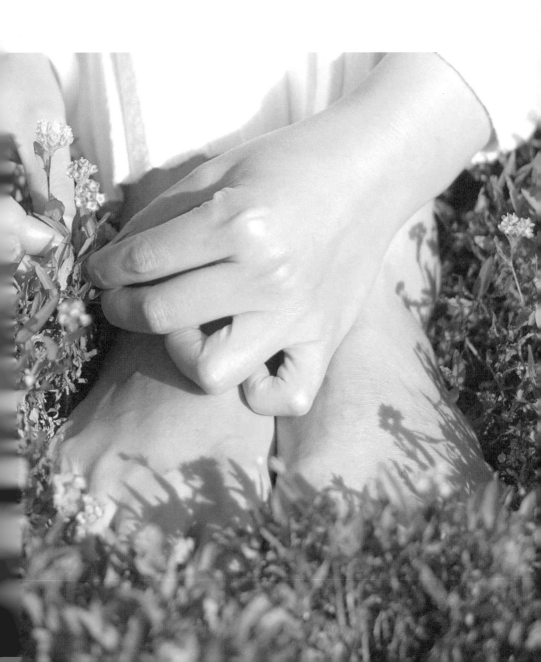

조루와 발기부전의 해결

숲길을 맨발로 걷는 행위는 맨발로 대지 위의 모든 질료, 생물체와 끊임없는 접촉하는 행위이다. 이러한 접촉은 발바닥의 탄력을 증진시키고 이물질에 대한 저항력을 향상시킨다. 양말 속에, 구두 속에 감추어왔던 우리의 창백했던 발이 숲속에 들어가 단련의 과정을 거쳐 강인한 발로 바뀌는 것이다.

강화된 발은 심리적인 자신감과 안정감을 불러들인다. 이러한 감각은 현대 남성의 콤플렉스가 되고 있는 조루와 발기부전 현상을 해결해준다.

아랍인들의 전설적인 성적 능력에 대한 이야기들은 세계적으

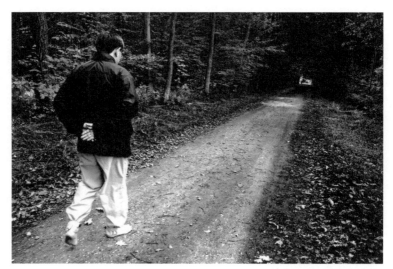

홀로 숲길을 걷는 모습

로 유명하다. 『천일야화』에 수록된 수많은 밀회와 치정 스토리에 그것이 잘 나타나있다. 그들은 어릴 때부터 사막의 모래에 성기를 단련시킨다고 한다. 그래서 강화된 성적 능력을 생래적으로 확보하고 유지할 수 있었다고 전해진다.

맨발로 맨땅을 걷는 행위, 그것은 아랍인의 성기 단련 행위와 맥을 같이 하고 있다. 발바닥에는 숨겨진 성감대들이 무수히 포진하고 있으며 또한 성기능과 관련된 지압점이 있어 그를 자극함으로써 더욱 강한 성기능을 갖게 되는 것이다.

앞에서도 언급했듯이 이런 지압의 효과는 맨발이 되었을 때 더욱 높일 수 있다. 항시 양말 속에 축축이 젖어 악취를 풍기던 발이,

밝은 대명천지로 당당하게 걸어나와 튼튼하면서도 선홍색을 띠는 발로 새롭게 태어날 때 성적인 자신감도 함께 증대될 것이다.

아침마다 달라지는 남성의 재확인을 통해 숲길 맨발걷기의 강력한 힘을 체험해보라. 맨발의 한 걸음 한 걸음이 주는 당당한 메시지이기도 하다.

2

갱년기 여성의 생리가 돌아오다

갱년기에 생리불순을 경험하고 있던 여성이 수차례 맨발로 숲길을 걸은 이후 생리 현상이 재개되었다는 이야기를 듣고 놀라워한 적이 있다. 맨발걷기에는 폐경기 직전의 여성에게 생리의 시간을 연장해줄 정도로 신체의 시간을 느리게 가게 할 수 있는 힘이 있는 것이다. 이는 앞서 언급한 남성의 성적 능력 증대와도 같은 이치라고 하겠다.

그렇다. 숲길의 맨발걷기는 퇴화되고 있는 모든 신체의 기능을 정상화시키는 신비로운 효험을 갖고 있다. 이는 나의 경험에서 우러나온 확신이다.

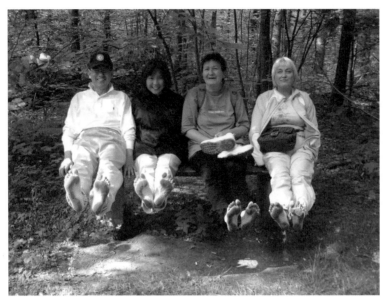

맨발걷기를 취재하러온 기자들과 함께

중국 난징 산부인과 병원의 수석 의사인 휘송Hui Song이 발표한 임상보고서를 인용해보겠다. 이 보고서는 50명의 산부인과 환자들에 대해 발 지압치료를 하고 그 결과가 환자들의 생리현상과 어떻게 연관되는지를 연구한 것이다.

"생리불순 등 부인과 질병을 가진 20세에서 51세까지의 50명의 여성들에게 10회에서 2년까지 발 지압치료를 진행한 결과 42명84%의 환자들이 부인과 질병에서 완전히 치유되어 생리불순 없이 정상적인 생리현상이 재개되었다. 나머지 8명16%의 환자들 또한 거의 완전에 가깝게 치료되었다."

이 보고서는 발 지압치료에 대한 연구 결과이지만, 숲길 맨발걷기와 결코 무관하지 않다.

맨발걷기를 꾸준히 시행할 경우 발 지압치료와 동일한 또는 그이상의 효과를 가져올 수 있기 때문이다. 숲길 맨발걷기의 경우 발의 지압뿐 아니라 자연과의 합일을 통한 정신적 불안 요소의 제거까지 기대할 수 있기 때문이다.

3

수험생의 위장 장애 치유

폴란드의 대학입시는 우리나라와 다를 바가 없다. 명문대학의 경우 경쟁률이 10대 1이 넘는 경우도 있어 입시 막바지 수험생의 스트레스는 대단하다. 얼마 전 같이 일하고 있던 직원의 딸이 대학입시를 앞두고 계속 복통을 호소하여 내 나름의 처방을 전해준 적이 있다.

그 수험생이 앓은 복통의 실상은 시험을 앞둔 시기 극도의 스트레스에 따른 신경성 위장장애였다. 나는 그녀에게 집 주위에서 맨발걷기를 할 것을 주문하였다. 맨발걷기의 리플렉솔로지 효과와 천연의 발 마사지 효과를 통해 복통을 치료해보려는 시도였다.

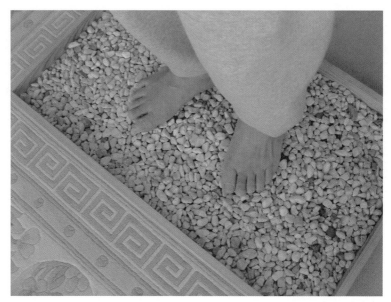

자갈을 담은 나무상자

공부하는 수험생에겐 그것조차 하기에 시간이 부족할까 해서 집에서 만든 나무상자에 자갈을 담아 전해주고 매일 한 시간 정도 그 나무상자에서 맨발로 자갈을 밟도록 주문하였다. 책을 보면서 맨발걷기를 할 수 있도록 묘안을 짜본 것이다.

숲길에서의 맨발걷기 효과보다는 못하겠지만 발을 지압할 수 있다는 점에서 큰 효과를 볼 수 있다. 이는 외출이 어렵거나, 인근에서 숲을 찾기 어려운 사람에게는 유용한 대용품이 될 수 있다.

이를 실행한 그 동료의 딸은 2~3주 후부터 복통이 사라져 무난히 입학시험을 통과할 수 있었다고 한다. 맨발걷기의 효험이 다시 한 번 실증된 것이다.

집안에서의 맨발로 자갈 밟기, 그 체험적 효과는 일상에 짓눌린 수많은 현대인들에게, 또 시간에 쫓기는 수험생들에게 스트레스 해소를 위한 또 하나의 치유 방법이 된다.

4

골프 등 스포츠 능력 향상 및 안정화

골퍼들에게 최상의 과제는 어떻게 하면 비거리를 향상시키고, 퍼팅 적중률을 높여 한 점이라도 핸디를 낮추느냐다. 또한 그에 못지 않게 중요한 과제는 자신에 기대되는 비거리와 적중률을 꾸준하게 유지하는 것이냐다.

골프를 못 치면 그만이지만 매번 출장 때마다 비거리와 퍼팅 적중률이 들쑥날쑥 달라지면 희비가 엇갈린다. 물론 그것이 골프의 묘미이기에 사람들은 끊임없이 골프장으로 또 연습장으로 나서는 것일 게다.

이를 해결하기 위해 골퍼들이 종종 듣는 충고는 바로 스윙 시

힘을 빼라는 것이다. 골퍼가 제실력을 발휘하기 위해선 몸의 긴장을 풀어야 한다.

스윙·퍼팅을 할 때 들어가는 근육의 긴장은 스윙의 힘 전달을 악화시키고 퍼팅에서는 조준이 흐트러져 엉뚱한 곳으로 날아가는 결과를 가져오기 때문이다.

그렇다면 이러한 긴장감과 스트레스를 줄이기 위해 어떻게 해야 하는가? 바로 숲길 맨발걷기에 그 비답이 있다 하겠다.

숲길을 맨발로 걸으면 몸과 마음이 균형을 잡고, 온몸의 근육들이 이완되는 결과를 가져온다. 이것은 맨발걷기를 통해 행복한 잠들기에 드는 것과 같은 이유다.

매일 맨발로 숲길을 걷거나 집 안에서 자갈 밟기 등을 한 뒤 필드에 나가보라. 비거리와 퍼팅 적중률 향상에 스스로 놀라게 될 것이다. 또한 매번 자신의 기량을 안정적으로 끌어낼 수 있음에 감탄할 것이다.

맨발걷기는 온몸의 기관에 균형을 회복시켜주는 최적의 건강법이자, 자연스럽게 근육의 긴장을 풀어주고 심신을 안정시키는 최선의 운동법인 것이다.

이는 골프뿐만이 아니라 신체를 사용하는 대부분의 스포츠에도 해당하는 이야기다. 스포츠의 종류를 막론하고 슬럼프와 아웃풋 난조를 겪고 있는 사람이 있다면 맨발걷기를 시작해보기 바란다.

맨발로 걷는 땅과의 접촉은 당신 근육의 긴장을 이완시켜줄 것이다. 또한 숲에서 만나는 편안한 자연은, 당신이 깨어있을 때나 잠들어있을 때나 추구하던 자신의 존재가 자연의 섭리 속 지극히 자연스러운 일부임을 깨닫게 할 것이다.

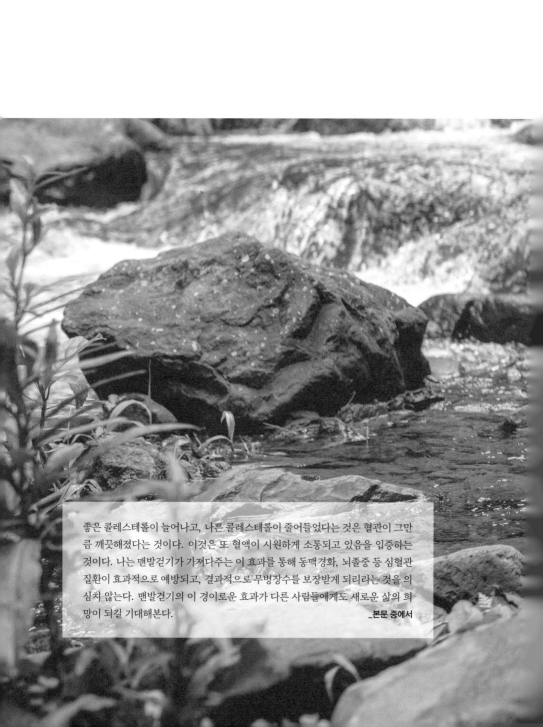

좋은 콜레스테롤이 늘어나고, 나쁜 콜레스테롤이 줄어들었다는 것은 혈관이 그만큼 깨끗해졌다는 것이다. 이것은 또 혈액이 시원하게 소통되고 있음을 입증하는 것이다. 나는 맨발걷기가 가져다주는 이 효과를 통해 동맥경화, 뇌졸중 등 심혈관 질환이 효과적으로 예방되고, 결과적으로 무병장수를 보장받게 되리라는 것을 의심치 않는다. 맨발걷기의 이 경이로운 효과가 다른 사람들에게도 새로운 삶의 희망이 되길 기대해본다.

_본문 중에서

8장

체질개선과
성인병 치유효과

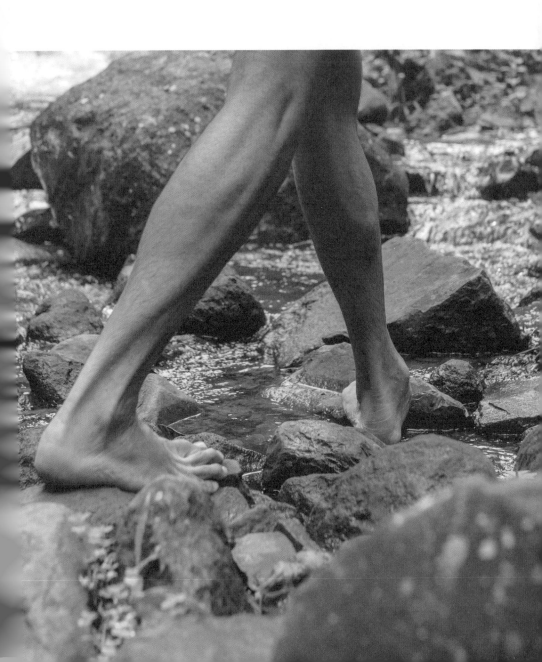

콜레스테롤 수치 개선

지방이 피하에 축적되면 단순한 비만이 되지만, 생명을 유지하는 파이프라인인 혈관에 축적되면 혈액의 흐름을 막아 심각한 위기를 초래한다. 혈관에 축적되는 지방 중 하나인 '콜레스테롤'은 세포를 구성하는 중요한 물질이기도 하지만, 그것이 동맥에 쌓이기 시작하면 동맥경화 등의 심혈관 질환으로 이어질 수 있다.

세계보건기구가 발표한 바에 의하면 심장질환과 뇌졸중으로 인한 사망자는 전 세계적으로 매년 1,700만 명에 이르고, 이는 전체 사망자 3명 당 1명꼴이다. 미국의 경우 수십년 째 사망 원인 1위 질병으로 심혈관 질환이 기록되고 있다. 매년 140만여 명의 미국인이 심혈관 질환으로 죽어가고 있다고 한다.

이는 미국인들이 좋아하는 패스트푸드 때문이다. 패스트푸드를 자주 먹으면 혈중 콜레스테롤이 증가하면서 심장의 관상동맥에 콜레스테롤이 지속적으로 쌓이게 된다. 과거 햄버거 등 패스트푸드를 유난히도 좋아했던 미국의 빌 클린턴 전 대통령은 심장 관상동맥 4곳 중 3곳의 흐름이 원활치 않아, 결국 심장에 우회혈관을 만드는 바이패스 수술을 받기도 했다.

우리나라도 매년 2만여 명이 심장 관련 질병으로 숨지는 것으로 알려져 있다. 심장 관련 질병을 일으키는 가장 큰 위험 요인인 혈중 콜레스테롤 수치도 해가 거듭될수록 높아지고 있다고 한다. 1960년대에는 국민들의 평균 콜레스테롤 수치가 150~160mg/dl 정도였는데, 1970년대엔 170mg/dl, 1980년대에는 180~190mg/dl 그리고 최근에는 200mg/dl까지 올라가 있다는 것이다.

10년마다 콜레스테롤 지수가 이렇게 가파르게 상승하고 있는 것은 급속한 식습관과 생활환경의 서구화 때문이다. 특별한 대비책이 없을 경우 머지않아 우리나라도 콜레스테롤로 인한 심혈관 질환이 사망원인 1위의 자리를 차지하게 되지 않을까 우려된다.

콜레스테롤은 혈액에 녹지 않으므로 지단백질이라는 특정 단백질에 달라붙어서 운반된다. 그리고 그 단백질의 밀도에 따라 나쁜 콜레스테롤LDL, 저밀도 지단백질과 좋은 콜레스테롤HDL, 고밀도 지단백질로 나뉜다.

그 중 나쁜 콜레스테롤은 혈관 벽에 침착되어 동맥경화를 일으

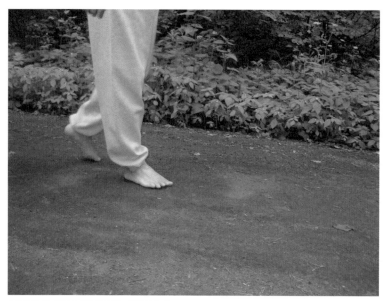
혈액의 흐름을 원활히 하는 맨발걷기

키는 원인이 되는 반면, 좋은 콜레스테롤은 나쁜 콜레스테롤이 혈관세포에 침착되는 것을 방지하거나 혈관 벽에 침착되어 있던 콜레스테롤을 제거하는 작용을 하는 것으로 알려지고 있다.

따라서 동맥경화 등의 심혈관 질환을 예방하기 위해서는 기본적으로 혈액 중의 총콜레스테롤몸에 있는 지질의 일종으로 지방산과 결합되어 있는 에스테형과 유리형 두 가지가 있는데 이들을 합한 것 수치를 낮춤과 동시에, 좋은 콜레스테롤 수치를 증가시키고 나쁜 콜레스테롤 수치를 감소시켜야 한다는 것이다.

그 방법으로는 약물요법 이외에 콜레스테롤이 높은 식단을 피하는 식이요법과, 걷기와 같은 규칙적인 운동이 추천되고 있다.

맨발걷기는 앞에 나열한 약물요법, 식이요법과 같은 방법보다 콜레스테롤 수치 개선 효과가 월등하다. 이는 나의 체험을 통해서 알게 된 사실이다. 앞서 우리의 발은 혈액을 원활하게 하는 제2의 심장 역할을 한다 말한 것을 기억할 것이다. 맨발걷기는 그 어떤 운동보다 발바닥을 자극시켜 혈액의 흐름을 원활히 한다.

맨발걷기가 갖고 있는 혈액의 펌핑 기능은 그만큼 강력하다. 상식적으로 생각해보아도 콜레스테롤의 침전은 혈액의 흐름이 원활치 않아 발생한 상황이다. 혈액의 흐름이 강하고 원활한 사람의 몸에는 애초에 혈관 내에 콜레스테롤이 침전될 일이 없다. 혈액이 항상 힘차게 흐른다는 것은 기본적으로 혈관 내 찌꺼기가 침착될 가능성이 그만큼 낮아진다는 얘기라 하겠다.

구분	적정치	2001.07	2002.06	2002.10	2003.03	2003.10	2004.06	변동
총 콜레스테롤	200 이하	194	179	183	178	180	171	-12%
나쁜 콜레스테롤	130 이하	129	125	116	114	117	102	-21%
좋은 콜레스테롤	45 이상	48	34	49	53	49	55	+15%

3년간 콜레스테롤 수치 변화(단위 : mg/dl)

나는 이 글을 쓰면서 맨발걷기를 시작하기 전과 후에 나의 혈액 검사 기록표를 들여다보았다. 3년 사이의 변화 수치를 비교해보고는 놀라지 않을 수 없었다. 그 기간 동안 점진적으로 개선된 콜레스테롤 수치를 확인할 수 있었기 때문이다.

맨발걷기를 시작하기 전인 2001년 7월에 비해 3년 후인 2004년

6월 총콜레스테롤 수치는 194에서 171로 12%가 낮아졌다. 그리고 나쁜 콜레스테롤 수치는 129에서 102로 줄어 3년 사이에 약 21%의 개선 효과를 보았고, 좋은 콜레스테롤 수치는 48에서 55로 늘어나 같은 기간 동안 15%의 개선 효과를 얻을 수 있었다. 3년간 꾸준히 진행된 맨발걷기의 효과가 검진기록표에 그대로 나타나있었다.

좋은 콜레스테롤이 늘어나고, 나쁜 콜레스테롤이 줄어들었다는 것은 혈관이 그만큼 깨끗해졌다는 것이다. 이것은 또 혈액이 시원하게 소통되고 있음을 입증하는 것이다. 나는 맨발걷기가 가져다주는 이 효과를 통해 동맥경화, 뇌졸중 등 심혈관 질환이 효과적으로 예방되고, 결과적으로 무병장수를 보장받게 되리라는 것을 의심치 않는다.

맨발걷기의 이 경이로운 효과가 다른 사람들에게도 새로운 삶의 희망이 되길 기대해본다.

2

간 기능의 개선

콜레스테롤의 개선과 함께 맨발걷기의 또 다른 괄목할 만한 치유
효과는 간 기능의 개선에 있다.

　내가 맨발걷기를 처음 만난 계기로 소개한 청계산을 맨발로 걷
는 노인의 이야기를 다시 인용하겠다. 노인은 간암으로 1개월의 여
생을 선고받고 병원에서 강제퇴원을 당했던 상태였다. 그랬던 그
가 맨발로 청계산을 오르면서 굳었던 간을 완벽히 재생시켰다는
내용이 방송에 소개되었다. 그것은 실화였고, 이유 있는 보고였다.

　그 TV 프로그램을 본 이후 나는 바로 집 뒤의 숲을 맨발로 걷기
시작하였다. 당시 나의 간 기능은 정상을 크게 벗어나 있었다. 간

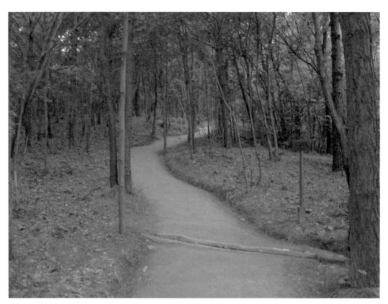
청계산의 황톳길

기능 수치가 정상치보다 훨씬 높게 나타나 약을 상복하면서 음식물 섭취에도 남다른 신경을 쓰고 있던 터였다.

맨발걷기를 꾸준히 한 지금 높이 올라가있던 나의 간 기능 수치는 최적의 수치를 나타내고 있다. 맨발걷기를 시작할 당시 이미 식이요법과 약 복용으로 인해 간 기능 수치가 더 이상 오르지는 않는 상태였다. 그러나 정상으로 내려오지도 않고 있었다. 지금 간 기능이 완벽하게 정상으로 돌아온 것은 바로 맨발걷기의 그 강력한 힘 때문이다.

구분	적정치	2000.12	2001.05	2001.07	2002.06	2002.10	2003.03	2004.06
GOT	40 이하	46	32	30	22	26	26	29
GPT	40 이하	107	60	47	34	33	25	30
GGT	63 이하	71	48	45	96	42	36	28

간 기능 수치 변화(단위 : IU/L)

맨발걷기의 간 기능 개선 효과는 오른쪽 발바닥의 중앙에 있는 간의 반사구가 걸을 때마다 적당히 자극을 받게 되면서 얻어진다. 맨발로 걸을 때마다 간 부위로 강력한 혈류가 흘러 간의 활동력을 높이고 노폐물을 배설시키는 것이다.

이에 관한 의학적인 연구와 입증은 의학도들의 몫이고 책임이지만, 앞서 인용한 청계산 노인의 사례나 나의 사례는 맨발걷기의 치유효과를 신뢰하게 하는 충분한 증거가 될 것이다.

앞으로 맨발걷기와 간 기능 개선 효과에 대한 의학적 연구가 활발하게 진행되어 간 질환으로 고통받고 있는 환자들에게 새로운 삶의 길을 열어줄 수 있기를 바란다.

3

당뇨의 예방과 혈당의 개선

당뇨병은 대표적인 현대 문명병으로, 세상에서 가장 고약한 병으로도 알려져 있다. 눈의 실핏줄이 막혀 실명할 위험이 높아지고, 다리가 썩어들어가기도 하며, 신장도 서서히 나빠지는 등 여러 가지 합병증이 함께 나타나기 때문이다임호준『건강을 다스리는 지혜』.

현재 전 세계에서 당뇨병 환자는 약 2억 명에 달하고, 그로 인해 약 400만 명이 매년 사망하고 있다고 한다. 현대인의 복잡다단한 생활여건과 운동부족, 불규칙한 식사 등이 당뇨의 원인이다. 육식 위주의 식생활과 함께 그 숫자는 더욱 빠른 속도로 증가하는 추세다.

이대로 두면 당뇨병은 '21세기 문명사회의 치명타'가 될 것이다.

그래서 당뇨병을 '21세기의 에이즈'라고까지 부르고 있는 것이다.

우리나라는 현재 약 500만 명에 달하는 사람들이 당뇨병 환자로 진단받은 상태이다. 약 10명 중 1명꼴로 당뇨병을 앓는 것이다. 실제로 무작위로 사람들을 뽑아 당뇨병 여부를 조사해본 결과 100명 중 10명은 당뇨병 환자인 것으로 나타났다. 그런데 그 중 3~4명은 자신이 당뇨병 환자인지도 몰랐다고 한다중앙대 오연상 교수, 조선일보.

이처럼 상당수의 사람들이 자신이 당뇨병 환자인지를 모르고 있어, 그 예방과 치료의 적정시점을 놓쳐버린다고 한다. 병세가 심각해져 자각증상이 오고 나서야 혈당 수치를 체크하는 등 검진에 나서는 것이다. 죠지 알버티 국제당뇨병연맹 회장은 당뇨병 환자면서도 이를 모르는 인구만 1억 명이 넘을 것이라고 추산하고 있다.

나의 경우도 예외는 아니었다. 집안의 병력상 당뇨병 환자가 없었기 때문에 당뇨의 가능성을 배제하고 있었던 것이다. 그러다 2002년에 받은 한 혈액검사에서 혈당치가 졸지에 120이 나오는 일이 있었고 의사로부터 심각한 경고를 받았다. 예상치 못한 진단은 청천벽력과 같이 느껴졌다.

이제부터는 음식을 조절하고 정기적으로 운동을 해야 한다는 주문을 받았다. 밥, 국수 등의 탄수화물 음식을 줄이고 지방이 있는 음식도 삼갈뿐더러 설탕이 들어간 음식을 아예 금해야 했다.

그때 나는 겨우 주말마다 한두 시간씩 숲길을 맨발로 걷기는 했

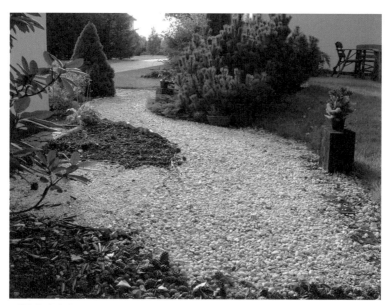

정원의 자갈길

다. 그러나 절대적인 운동량이 부족했다. 나는 맨발로 걷는 시간을 늘렸고 가능하면 매일 맨발걷기를 하자고 스스로에게 약속했다. 그때부터 의사의 처방대로 음식도 조절하면서 당뇨병을 호전시키기 위한 본격적인 노력을 시작하였다.

매일 1시간 이상의 맨발걷기가 내가 나에게 내린 처방이었다. 퇴근 후 시간이 되면 맨발로 숲으로 향했다. 시간이 허락되지 않을 경우에는 집 마당에 깔아놓은 자갈과 집안에 깔아놓은 개암나무 열매 등을 맨발로 밟았다.

끈질긴 운동의 연속이었다. 그것은 내 존재를 잃지 않으려는 치열한 싸움이었고 그 싸움은 곧 내 생활의 일부로 자리잡았다.

운동과 함께 음식조절도 병행하였다. 흰 쌀밥은 현미잡곡밥으로 바꾸었고, 모든 음식에 설탕의 사용을 금하였다. 불가피한 당분은 약간의 과일 섭취로 보충하였다. 또한 지방이 많은 음식은 의도적으로 멀리하였다.

치열하게 진행된 운동과 식이요법으로 혈당수치는 서서히 제어되기 시작하였다. 아래 표에서 보듯 2003년까지는 110 내외에서 움직이던 혈당 수치가 2004년부터는 90대 수준까지 떨어지게 된 것이다.

정상치	2002.10	2002.12	2003.03	2003.06	2003.08	2003.10
105 이내	120	102	110	110	109	101

정상치	2004.01	2004.02	2004.06	2004.08	2004.10
105 이내	104	100	102	102	96

혈당 수치 변화(단위 : mg / ℓ)

현재 나는 하루 1시간 이상의 맨발걷기를 꾸준히 유지하고 있다. 향후 음식과 과일 섭취를 좀더 철저히 관리하면 혈당 수치를 90 이하 수준으로까지도 끌어내릴 수 있다는 믿음을 갖고 있다.

얼마 전 국제당뇨병연맹은 "균형 잡힌 식사와 규칙적인 운동으로 당뇨병을 극복하자"고 결의하였다. 죠지 알버트 회장은 다양한 운동 중에서도 당뇨병 환자들에게 가장 권장할 만한 운동으로 '걷기'를 꼽았다고 한다.

이들 또한 나의 소견과 믿음에 힘을 실어주고 있는 것이다.

비만의 예방과 해소

숲길의 맨발걷기를 시작한 이후 접한 또 다른 효과는 비만의 예방과 해소였다. 과거 신발을 신고 걸을 때에는 못 느끼던 신체상의 변화를 체감할 수 있었다.

허리둘레가 확연히 줄었는데 그것은 복부비만이 그만큼 해소되었다는 증거였다. 물론 체중도 2~3kg 정도가 줄어 전반적으로 몸이 가벼워졌다는 것을 느낄 수 있었다.

통상 걷기운동을 할 때 처음 15분 정도는 ATP가 글리코겐을 분해하는 과정에서 얻어진 에너지가 사용되지만, 그 이후부터는 산소가 체지방을 태워 얻어진 에너지를 사용한다.

30분 정도를 걸으면 체내에 축적되어있던 지방이 점점 소모되어, 결국 체중의 감소를 가져온다는 것이다. 거기에다 걷는 시간이 길면 길수록 체중이 더 많이 감소된다는 연구결과도 보고되어 있다 성기홍 공저, 『걷기는 과학이다』, P.63.

지난 4년여에 걸쳐 진행되어온 나의 맨발걷기와 식이요법에 관한 연구는 세계보건기구가 지속적으로 펼치고 있는 걷기운동 권고와도 그 맥을 같이 한다.

세계보건기구에 의하면, 심혈관 질병, 당뇨병, 심장마비, 암 그리고 호흡기질환 등 이른바 성인병이 전체 질환의 46%에 이르며, 전체 사망원인의 59%를 차지하고 있다고 한다.

그런데 그들 성인병의 공통분모가 바로 비만이라는 것이다. 다시 말해 비만만 퇴치하면 성인병이라는 그 위험한 질병들로부터 인류를 보호할 수 있고 사망자 수도 그만큼 줄일 수 있다는 것이다.

이를 위해 세계보건기구는 걷기 등의 적절한 운동과 다이어트를 할 것을 적극 권장하고 있다. 세계보건기구는 2002년 '운동 권고안'을 발표하여 하루 30분 이상의 걷기로 건강을 유지하라고 하였다.

하루 30분 이상의 걷기와 지방, 설탕, 소금이 절제된 균형 잡힌 식사를 통해 비만을 해소하고, 궁극적으로는 각종 성인병으로부터 인류를 보호하자는 취지이다.

또 2004년에는 '만병의 공적, 비만을 퇴치하자'라는 슬로건 아래, 비만 극복을 위한 전 세계 공통의 다이어트와 운동에 관한 가이드라인까지 제정·발표하였다.

전 세계에 걸친 비만의 확산이 전염병이나 성인병만큼 인류의 건강에 심각한 영향을 미치고 있다고 판단한 것이다.

내가 지난 3년 동안 실천해온 하루 1시간의 맨발걷기와 음식조절은 바로 세계보건기구가 전개하고 있는 슬로건의 적극적인 실천 사례라고 할 수 있다. 또한 그 효과를 입증한 구체적인 실례라고도 할 수 있을 것이다.

허리와 다리의 근육 강화

오랜 맨발걷기에서 오는 또 다른 치유의 변화는 허리근육의 강화이다. 나는 과거에 허리가 약해 자칫하면 드러눕거나 침술과 물리치료를 받아야 했는데 지금은 큰 무리 없이 생활하고 있다.

　과거에는 의자에 앉아서 일을 할 때 반드시 허리를 의자 뒤 등받이에 바짝 붙이고 앉아서 일을 해야 했다. 혹시라도 그렇게 하지 못했을 경우에는 금세 허리에 통증이 오곤 하였다. 좋은 자세와 관계없이 허리에 가해지는 하중을 의자 등받이의 도움 없이는 감당할 수 없어 그렇게 했던 것이다.

　그러나 지금은 등받이에 허리를 붙이지 않고도 30분 내지 1시간을 수월하게 앉아 일을 하곤 한다. 이것은 지난 3년간 맨발걷기를 통해 허리근육을 강화했기 때문이다.

3년 동안의 맨발걷기는 다리근육의 강화에도 그대로 효과를 보였다. 허벅지와 장딴지의 근육들이 튼실해져 있었다.

허리와 다리뿐이었겠는가? 아마도 맨발걷기를 통해 움직인 모든 근육들이 힘을 얻었을 것이다. 신체 전반의 균형 있는 근육 강화에도 맨발걷기는 아주 유용한 운동이라 하겠다.

다리와 허리의 근육은 오랫동안 계속 걸을 수 있게 하는 '느린 근섬유Red Muscle'와 계단을 오르거나 뛸 때 필요한 '빠른 근섬유White Muscle'로 구성되어 있다고 한다. 이들 근섬유들은 지속적인 걷기나 계단 오르기 등을 골고루 수행할 때 균형있게 발달된다.

숲길에서 맨발걷기를 하다보면 오르막길과 계단을 만나기도 한다. 맨발걷기는 느린 근섬유와 함께 빠른 근섬유를 강화하기에도 안성맞춤이다.

골다공증과 칼슘 부족 해결

나이가 들어 노화가 진행되면 탈脫칼슘현상이 가속화된다. 노인성 골다공증이나 폐경기 여성의 골다공증이 생기는 것도 이러한 이유에서다 성기홍 등 공저, 『걷기는 과학이다』, p.82.

반면 환자와 같이 오랫동안 움직이지 않고 누워있는 경우에도 뼈가 약해지는 현상을 보게 된다. 오랜 시간 몸을 움직이지 않고 누워만 있으면 음식물로부터 섭취한 인산, 칼슘이 고스란히 소변을 통해 빠져나가게 되고, 뼈에 공급되어야 할 영양분의 양이 적어지기 때문이다.

뼈에 부하를 주는 운동을 할 경우 뼈가 영양분을 잘 흡수하여 건강하게 유지될 수 있다. 그렇기에 걷는 것은 뼈를 튼튼하게 하는 하나의 방법이 되기도 한다.

미국 타임지는 '걷기는 완벽한 운동이다'라고 극찬하면서 각종 심장질환이나 당뇨병 등을 예방해주는 걷기의 효능을 소개하였다. 오히려 '뛰지 말고 걸으라'고 주문하면서, 걷기는 근육은 물론 뼈도 강화시킴으로써 골다공증, 관절염의 예방과 치료에도 도움이 된다고 하였다.

20대에 규칙적으로 운동을 하고 적절히 칼슘을 섭취한 여성은 70대에 골다공증에 걸릴 확률이 30% 이상 낮아진다고 한다. 또한 걷기는 무릎 주변의 근육을 강화시켜 관절염 치료에도 크게 도움이 된다는 보도가 있었다.

하버드 대학병원의 예방의학과장 죠안 맨슨 박사는 "규칙적인 운동은 현대 의학에 있어서 마법사나 다름없다"라고 선언했으며 또한 "하루에 30분 정도 활기있게 걷기를 하면 만성질환의 30~40%가 줄어들 것이다"라고 말하였다.

맨발걷기를 통해 얻을 수 있는 효능들을 문명병에 시달리고 있는 현대 사회의 사람들이 하루 빨리 인지하게 되길 바란다. 더불어 맨발걷기의 실천을 통해 모두가 건강하고 활기찬 생활로 복귀하게 되기를 바란다.

이렇게 두 번째 걸음을 걷는 동안, 대지는 대지대로 즐거워할 것이다. 우리가 열심히 등을 두드리며 안마해드리면 어머니께서 "아, 시원하다" 하시듯이 대지도 시원하다 할 것이다. 그렇게 하면 우리의 기분도 어머니께 안마해드릴 때와 같은 마음으로 즐거워지지 않겠는가? 숲길에서의 맨발걷기는 온 생명의 모태인 어머니 대지를 진정으로 사랑하는 일이고, 그 사랑으로 우리는 정녕 행복해질 수 있는 것이다.

_본문 중에서

9장

맨발로 하는
일곱 가지 걸음걸이

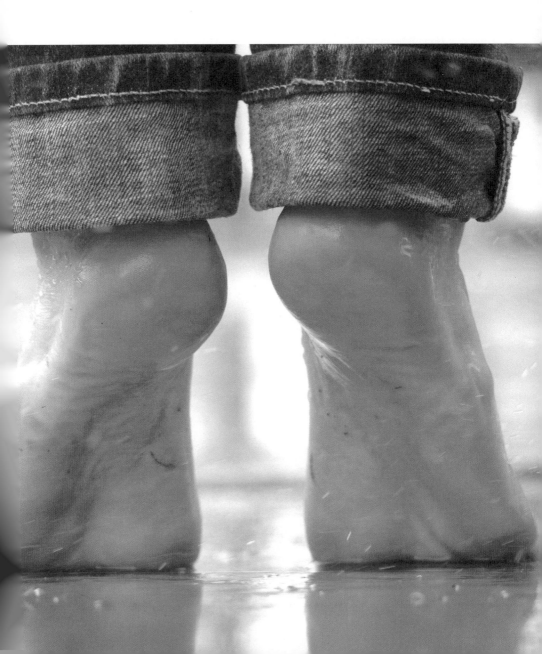

첫 번째, 두꺼비처럼 천천히 걷기

걷는다는 것은 두 다리를 움직여 공간을 이동함을 의미한다. 걸음
은 걷는 사람의 자세나 팔다리의 움직임에 따라, 또 장소와 시간에
따라 여러 가지 모습으로 표현되기도 한다.

칼럼니스트 김현영은 걸음과 관련된 다양한 우리말의 표현을
이렇게 설명하고 있다. '강장강장'은 짧은 다리로 자꾸 내어 뛰면
서 걷는 것을 이르고, '경정경정'은 다리가 긴 사람의 걸음을 표현
하는 말이다.

키가 작은 사람이 몸을 좌우로 흔들면서 바라지게 걸을 땐 '아
기뚱아기뚱', 키가 큰 사람의 경우는 '어기뚱어기뚱' 걷는다고 표
현한다. 키 작은 사람이 활기차게 걸을 땐 '아창아창', 기운이 빠져

있을 땐 '아치장아치장', 키가 큰 사람이 활기차거나 기운이 빠져 있게 걸을 땐 '어청어청', '어치정어치정'이라 한다.

걸음의 모양만이 아니라 걸으면서 팔을 어떻게 움직이는가에 따라서도 표현이 달라진다. 다리를 마음대로 놀리지 못하고 대신 팔을 자주 놀리며 더디 걸을 땐 '아기작아기작', 팔을 홰홰 저으며 느릿느릿 걸을 땐 '웨죽웨죽', 팔을 내저어 활개치며 걸을 땐 '해죽해죽', 그리고 가볍게 팔을 저어 바람을 내면서 걸을 땐 '쌀랑쌀랑' 걷는다고 표현한다.

또 한 걸음씩 한 걸음씩 천천히 걸어나가는 모양을 '발맘발맘'이라 하고, 부질없이 발길 닿는 대로 한 걸음씩 걷는 모양을 '발밤발밤'이라고 한다. 굼뜨게 가다가 재빠르게 갈 때는 '엉금썰썰', 공연히 무슨 일이 있는 듯 바삐 걸을 땐 '우죽우죽', 어둡거나 길이 험해 발이 뜻대로 놓이지 않아 휘청거리며 걸을 땐 '지뻑지뻑' 걷는다고 표현한다.

위의 표현들을 통해 우리말의 풍부한 수사에 다시 한 번 감탄을 하면서도, 사람이 걷는 모습과 태도 그리고 그 모양들의 다양함을 확인하게 된다.

맨발걷기에도 이렇게 다양한 모습의 걸음새가 그대로 적용이 된다. 다만 맨발걷기에서 걸음새의 변화는 맨발과 대지가 어떻게 접촉하느냐와 그 접촉의 정도와 강도에 따른 리플렉솔로지의 효과 등과 관련되어 있다.

따라서 맨발걷기의 방법은 발바닥과 대지의 접촉 양태와 마음의 자세, 그리고 그에 따른 걸음새의 모습으로 구분하여 설명함이 타당하리라 생각된다.

여기선 다양한 맨발걷기 걸음걸이를 제시해보도록 하겠다. 총 일곱 가지 걸음으로 나뉘는데 책을 읽으면서 시도해보기를 권한다. 속도에 따라서 천천히 걷기, 빨리 걷기로 나눌 수 있으나 속도 조절은 각자의 상황에 따라, 느낌에 따라 달리 시도해 볼 수 있으리라.

맨발걷기의 첫 번째 걸음은 발바닥의 모든 부위가 일시에 대지에 닿도록 걷는 걸음이다. 힘을 빼고 천천히 걸어야 하며 그 걷는 모습이나 느낌이 마치 두꺼비가 무거운 몸을 움직이는 것처럼 묵직해야 한다.

이 걸음을 걷기 위해서는 우선 몸에 힘을 완전히 빼야 한다. 그리고 몸이 무겁게 땅으로 내려앉는 느낌을 느껴야 한다. 그 상태에서 걸으면서 대지와 내가 하나 됨을 느낀다. 나와 대지의 합일, 그것이 첫 번째 걸음의 목표이다.

마치 무거운 두꺼비가 땅에 밀착하여 느릿느릿 움직이듯이 걸으면서 속으로 주문을 외워보자. '몸이 대지로 무겁게 내려간다. 몸이 대지로 다가간다. 대지가 몸으로 다가온다. 그리고 우리는 하나가 된다……'.

발바닥 전체가 완전히 땅에 밀착되도록 해야 한다. 터벅터벅이

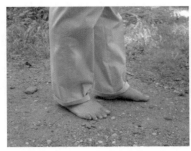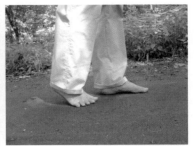

두꺼비처럼 천천히 걷기

라는 표현이 어울리도록 말이다. 뒤꿈치부터, 발허리, 발샅, 발부리 그리고 발가락 끝까지, 맨발 전체가 한꺼번에 땅을 덮도록 하고 대지의 기운을 한껏 받아들여야 한다.

맨발로 걸으면서 대지의 품에 몸을 맡겨보라. 내 몸을 그 푸근한 대지의 가슴에 던지는 것이다. 대지는 그것을 포근하게 받아준다. 대지는 어머니이기 때문이다. 나는 그 순간 대지의 자식이 되는 것이다. 그리고 영원의 모성 속으로 침잠해 들어가는 것이다.

발바닥을 통해 대지의 기운이 전해진다. 발바닥에 산재해 있는 압점들을 통해, 반사구들을 통해 온몸의 기관들이 살아난다. 온몸의 기관들이 새로운 대지의 숨을 쉬게 된다. 터벅터벅, 느릿느릿, 무겁게무겁게 걷는다.

보통 최면을 걸 때 최면술사는 '몸이 무겁다'는 주문을 반복하면서 몸의 근육들이 이완되며 늘어붙는 모습을 상상하게끔 한다. 바로 그러한 기분으로 상상을 하며 걸으면 된다.

이제 눈을 한번 감고 걸어보라. 눈을 감고 대지의 소리를, 자연의 내밀한 소리를 들어보라. 우리는 그 속으로 들어가 대자연과 하나가 됨을 느낄 수 있다. 또한 발바닥을 통해 대지의 기운이 온몸을 타고 오르는 것을 느낄 수 있다.

그 기운은 온몸의 기관들을 깨워낼 것이다. 폐가 살아 숨 쉰다. 심장의 박동이 활발해진다. 간이 생생하게 살아난다. 내장의 모든 장기들의 수축과 이완 작용이 더욱 활발해진다.

숲의 청신한 산소를 마신 혈액은 그 붉은빛을 빠르게 이동시킨다. 혈액 속의 찌꺼기 등이 빠르게 씻겨 사라진다. 이 걸음을 통해 우리는 심신이 맑고 편안해지는 것을 느낄 수 있다.

맨발로 걷는 첫 번째 걸음, 터벅터벅, 느릿느릿, 무겁게 걷는 걸음. 두꺼비와 같은 이 걸음을 통해 온몸의 긴장은 풀리고 몸의 기관들은 최적의 상태로 돌아갈 것이다. 몸과 대지의 합일, 육체와 정신의 균형과 통일이 이 발걸음으로부터 시작된다.

2

두 번째, 황새와 같이 날렵하게 걷기

맨발걷기의 두 번째 걸음은 발바닥을 활처럼 둥글게 휘게 하여 걷는 것이다. 뒤꿈치부터 발가락 끝까지 땅바닥에 순차적으로 접지接地하며 걷는 것으로, 이것은 성큼성큼 걷는 모양을 하고 있다. 이때 팔은 휘이휘이 젓되, 발걸음은 황새와 같이 날렵해야 한다.

이 걸음은 첫 번째 걸음에서 얻은 자연과의 합일, 몸과 대지의 균형, 육체와 정신의 완벽한 통일과 안정감에 바탕을 두면서 한 걸음 더 나아가 세상을 향한, 사물을 향한 자신감 있는 행진의 시작을 의미하고 또 지향하는 걸음이다. 대지의 자식이 된 내가 그 대지의 기운을 바탕으로 새로운 세상으로 나아가는 것이다.

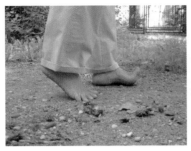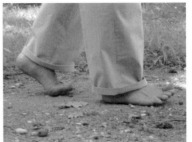

황새와 같이 날렵하게 걷기

또한 황새와 같이 날렵한 걸음걸이는 자신감의 표현이다. 세상을 향한 넘치는 신뢰의 발현이다. 그래서 상쾌하다. 그래서 성큼성큼 걷게 된다. 가슴을 펴고 어깨에 힘을 빼고 그 위에 늠름한 기상을 실으라. 얼굴을 들고 멀리 숲길을 응시하라.

이 걸음은 숲길의 주인이 되고 숲길의 황제가 된 기분으로 걸어야 한다. 틱낫한 스님은 그의 저서 『미소 짓는 발걸음』에서 황제처럼 걸으라 하였다.

"마치 황제가 된 것처럼 몸을 곧게 펴고 침착하고 위엄 있게, 기쁘게 걸으세요. 황제가 포고문에 옥쇄를 눌러 찍듯이 대지에 발을 놓는 것입니다."

팔을 흔들라. 힘차게 흔들라. 마치 개선장군이 된 듯이 말이다.

발바닥을 통해 전달되어오는 대지의 기운과 에너지가 온몸과 팔다리를 통해 온 기관을 거쳐 머리의 끝까지 힘차게 올라오는 것을 느낄 수 있을 것이다. 그리고 그 기운은 나의 호흡과 시선을 통해 다시 숲길로 대지로 전해질 것이다. 이것이 대지와 나, 그리고 우주가 선순환의 연결을 이루는 순간이다. 우리는 이 순간 우주만물의 중심에 서있게 된다.

첫 번째 걸음이 이완의 걸음, 느림의 걸음, 침묵의 걸음, 묵상의 걸음이라 한다면, 두 번째 걸음은 힘의 걸음, 빠름의 걸음, 흥겨움의 걸음 그리고 행진의 걸음이라 하겠다.

발바닥을 뒤꿈치부터, 발허리, 발살, 발부리, 그리고 발가락 순으로 접지시키면서 둥글게둥글게, 꾸욱꾸욱 밟아주면 된다. 뒤꿈치가 땅에 닿을 때에는 약간은 쿵 하는 느낌으로 밟고 발바닥 전체가 땅에 둥글게 닿도록 굴려서 밟은 후, 마지막으로 발가락들을 마치 부채살처럼 펼쳐 대지를 끌어쥐는 느낌으로 밟으면 된다. 그리고 대지를 밀어내면서 다음 걸음으로 나아가는 것이다. 아니, 대지의 힘을 빌려서 나아가면 되는 것이다.

그렇게 걷는 동안, 발바닥의 압점들과 상응하는 온몸의 기관에 힘차게 혈액이 공급된다. 대지의 기운과 에너지가 힘차게 전달된다.

이렇게 두 번째 걸음을 걷는 동안, 대지는 대지대로 우리의 발걸음을 즐거워할 것이다. 우리가 열심히 등을 두드리며 안마해드리면 어머니께서 "아, 시원하다" 하시듯이 대지도 시원하다 할 것이다. 그렇게 하면 우리의 기분도 어머니께 안마해드릴 때와 같은 마음으로 즐거워지지 않겠는가?

청마 유치환 시인은 그의 시 「행복」에서 다음과 같이 노래하였다.

사랑하는 것은

사랑을 받느니보다 행복하나니라

오늘도 나는

에메랄드빛 하늘이 환히 내다뵈는

우체국 창문 앞에 와서 너에게 편지를 쓴다.

행길을 향한 문으로 숱한 사람들이

제각기 한 가지씩 생각에 족한 얼굴로 와선

총총히 우표를 사고 전보지를 받고

먼 고향으로 또는 그리운 사람에게로

슬프고 즐겁고 다정한 사연들을 보내나니

세상의 고달픈 바람 곁에 시달리고 나부끼어

더욱더 의지 삼고 피어 헝클어진 인정의 꽃밭에서

너와 나의 애틋한 연분도

한망울 연연한 진홍빛 양귀비 꽃인지도 모른다.

사랑하는 것은

사랑을 받느니보다 행복하나니라

오늘도 나는 너에게 편지를 쓰나니

그리운 이여 그러면 안녕!

설령 이것이 이 세상 마지막 인사가 될지라도

사랑하였으므로 나는 진정 행복하였네라.

"사랑하였으므로 나는 진정 행복하였네라"라는 시인의 말을 음
미해보기 바란다. 숲길에서의 맨발걷기는 온 생명의 모태인 어머
니 대지를 진정으로 사랑하는 일이고, 그 사랑으로 우리는 정녕 행
복해질 수 있는 것이다.

3

세 번째, 잇몸을 우물거리듯 걷기

세 번째 걸음은 발가락만 모두 위로 뻗어올리고 발바닥만으로 마치 잇몸 우물거리듯 걷는 것이다. 마치 아직 이가 나지 않은 유아나, 치아가 다 빠진 호호 할머니가 천진스러운 얼굴로 웃으며 잇몸을 우물거리는 모습을 상상하며 걸으면 어울릴 듯한 걸음이다. 그렇게 넉넉하고 여유로운 마음으로 걸으면 된다.

황새와 같이 걷는 걸음에서 보이는 역동성은 노를 젓는 행위의 역동성과 같다. 그 역동성을 발휘한 뒤에는 자연스럽게 휴식의 고즈넉함을 찾게 되기 마련이다. 세 번째 걸음인 잇몸을 우물거리듯 걷는 걸음은 바로 이런 휴식의 넉넉함과 고즈넉함을 지향한다.

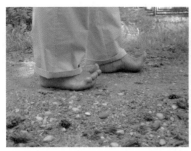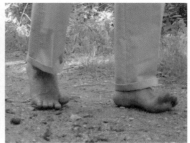

잇몸을 우물거리듯 걷기

호수의 잔물결에 내 배와 몸을 맡겨두는 넉넉함 그리고 적막하리만큼 조용한 고요를 느껴본 적이 있는가? 둘이서 배를 타고 한참 노를 저어가다 호수 한 가운데쯤 도달해서 노를 얹어놓고 앉아 있을 때의 고즈넉한 느낌, 그것이다.

그 순간 배를 타고 있는 두 사람에게는 아무런 말이 필요 없다. 서로의 눈을 조용히 응시하게 될 뿐이다. 우주의 한가운데 나와 그 사람만이 존재할 뿐 아무것도 끼어들지 못하는 순간이다. 여기서 우리는 실존의 아름다움을 느끼게 된다.

발가락은 살포시 하늘을 향해 들어올리며 걸으면 된다. 배의 앞머리가 하늘을 향해 휘어진 것처럼 발가락도 위로 향하게 해야 한다. 그리고 발가락을 부챗살처럼 가볍게 펼친 상태에서 나머지 발바닥으로만 걷는 것이다. 노를 올려놓은 배가 물결 따라 일렁거리며 흐르듯이 그렇게 걸으면 된다.

다른 걸음들처럼 발가락이 접지되면서 대지를 밀어내어 걸음의 추진력을 얻는 것이 아니라 발허리와 발부리 천정 부분이 대지를 잇몸으로 우물거리는 듯한 모습으로 구르면서 얻는 것이다.

이 걸음으로 발바닥과 대지가 좀 더 생생하게, 좀 더 적나라하게 서로를 인식하게 될 것이다. 땅바닥의 조그만 모래, 자갈, 나뭇가지들은 하나하나 살아나 발바닥의 반사 부위들을 집중적으로 자극하게 된다.

이 걸음은 리플렉솔로지의 관점에서 보면 맨발걷기 중 가장 완벽한 발바닥의 지압을 실현하는 걸음이다. 다른 걸음에서는 지압점이 가장 많은 발바닥의 천정과 발부리 부분이 걸음의 추진축이 되어 접지 면적이 비교적 적어지기 때문이다.

이 걸음으로 대지를 안마하면 대지도 나를 안마해줄 것이다. 안마를 주고받는 느낌으로 느릿느릿, 어적어적, 대지를 지긋이 누르며 걸어라. 그러면 숲길 주위의 나무들이 호수의 물결처럼 일렁이는 기분을 느낄 수 있다. 물이 흐르듯 부드러운 대자연의 순리와 만나게 될 것이다.

네 번째, 까치발로 걷기

맨발걷기의 네 번째 걸음은 발의 뒤꿈치를 들고 발부리와 발가락 부위로만 걷는 걸음이다. 마치 까치가 꼬리를 사뿐사뿐 위 아래로 흔들며 걷는 그런 모습의 걸음이다.

까치는 오랜 옛날부터 우리에게는 반가운 소식을 전해주는 길 조로 알려져왔다. 그 생김새가 단아하고 날렵하여 보기에도 아름 다울 뿐만 아니라 날 밝은 아침에 집 앞 나뭇가지에 앉아 즐거운 소식을 전하는 듯 노래하기 때문이다.

아침녘 까치가 울면 반드시 기쁜 손님이나 좋은 소식이 전해진 다는 믿음도 그렇게 형성되어온 것이다. 특히 설날 아침에 들리는

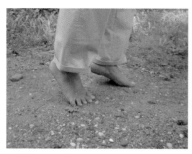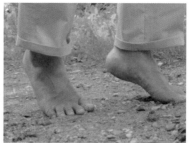

까치발로 걷기

까치 소리는 그해의 길운을 점치게 하는 소리로 여겨져왔다. 까치
는 그래서 삶에 대한 희망과 미래에 대한 즐거운 기대, 그것의 상
징이 된 것이다.

　우리는 맨발로 숲길을 걸으면서 새로운 생명의 힘을 얻고 생명
의 아름다움을 확인한다. 그리고 숲에 사는 생명체와의 교감을 통
해 자연과의 합일을 경험한다. 아울러 그 조용한 숲에 갈 때마다
인간세상의 소식을 전달한다. 어쩌면 그것이 인간세상에서 묻혀
온 먼지와 소음일 수도 있지만, 그래도 숲의 친구들과 나누는 대화
는 마음을 편하게 한다. 어떤 이야기를 털어놓아도 너그럽게 받아
주는 숲은 오랜 교감을 나눈 친구와 같다.

　맨발의 나는 오늘 숲의 식구들에게 기쁜 소식을 전하는 까치가
되고 싶다. 그러한 마음으로 까치발 걸음을 해보라. 맨발로 뒤꿈치
를 들고 사뿐사뿐 걸어보라. 숲의 정령들에게 기쁜 소식을 전하는
까치가 되는 것이다.

우리의 어머니 대지는 그 발걸음을 반갑게 맞아줄 것이다. 나무들도 반갑다고 가지를 뻗어 흔들어주고 숲의 정령들도 어서 오라고 손을 잡아줄 것이다.

까치발 걸음으로 걷노라면 발부리와 발가락 부위에 집중적인 자극이 주어진다. 몸의 무게 중심이 그곳으로 이동하기 때문이다. 발부리와 발가락에는 우리의 머리, 눈, 가슴에 해당하는 반사구들이 있다고 한다. 그래서 까치발 걸음은 머리를 맑게 해주고 눈을 밝게 해주는 걸음이 된다.

까치발로 걸으며 세상 복잡한 일들로 혼탁해진 머리를 씻어내보라. 머릿속에 가득 찬 삶의 번뇌를 모두 풀어놓고 그 속에 숲의 맑은 기운을 채워보라. 아름답지 못한 많은 일들을 보고 들어야 하는 인간의 삶을 잠시 내려놓고 대지를 걷는다. 그러면 우리의 머리와 가슴은 맑게 정화될 것이다. 까치발 걸음은 이 자정작용을 극대화시켜준다.

까치발 걸음은 또 사타구니의 근육과 허리의 힘을 강화시켜 주는 작용을 한다. 발가락으로 설 때 발생되는 힘의 부하와 근육의 작용은 허벅지와 사타구니를 통해 곧바로 척추와 연결된다. 그래서 우리 옛말에 남자들이 오줌을 눌 때 까치발을 하면 정력이 왕성해진다는 말이 나왔던 모양이다.

여자들의 경우에는 이 까치발 걸음이 발목과 종아리 근육을 긴

장시켜 예쁜 다리를 만드는 데도 도움을 준다고 한다.

맨발걷기의 네 번째 걸음인 까치발로 걷기는 이렇게 다양한 효용을 가진 걸음이다.

숲의 정령들에게 기쁜 소식을 전하는 희망의 걸음이고, 우리의 머리와 눈과 귀를 맑게 하는 자정의 걸음이고, 거기에다 남녀 모두에게는 젊음과 자신감을 되찾게 하는 활력의 걸음이다.

사뿐사뿐, 낭창낭창. 그렇게 까치발 걸음을 해보자. 그렇게 맨발로 까치가 되어보자.

다섯 번째, 주걱을 엎어놓은 듯 걷기

다섯 번째 걸음은 주걱을 엎어놓은 듯 걷는 걸음이다. 발가락 전체를 다 오므리고, 발뒤꿈치와 오므려 붙인 다섯 발가락이 동시에 땅에 닿도록 걷는 모습이 마치 주걱을 엎어놓은 듯이 보이는 걸음이다. 발뒤꿈치와 오므려진 발가락 끝이 땅을 부여쥐고 발허리, 발살, 발부리 등은 하늘을 향해 둥글게 휘어져 아치 형태를 만든다.

이제까지의 걸음들은 발뒤꿈치로부터 발허리, 발살, 발부리, 발가락에 이르기까지 뒤에서 앞으로 무게의 배분이 이루어져 왔고, 힘의 중심이 뒤에서 앞으로 자연스럽게 이동되는 순리적인 걸음이었던 반면, 주걱을 엎어놓은 듯 걷는 걸음은 그 힘의 배분이 발

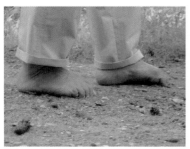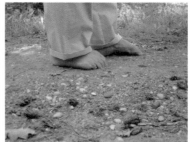

주걱을 엎어놓은 듯 걷기

가락으로부터 거꾸로 작동하게 된다. 힘의 배분 또한 앞에서 뒤로 이루어지는 역逆의 걸음이다.

시냇물도 너무 고요하게만 흐르면, 그 바닥에 이끼가 끼듯이 우리 몸의 기氣나 혈액도 마찬가지이다. 물이 바위와 부딪혀 소용돌이를 만들고 그 과정에서 산소를 얻듯이 기나 혈액의 흐름에도 역방향의 자극이 필요하다.

주걱을 엎어놓은 듯 걷는 걸음은 기의 흐름을 일시적으로 바꿔 신선한 충격을 주게 된다. 또한 혈액의 흐름에도 역으로 작용해 혈관 속에 찌꺼기가 끼는 것을 사전에 차단시키는 효과를 주게 될 것이다. 또한 발바닥과 발가락의 모든 관절도 일상의 움직임과는 다른 힘을 받음으로써 오히려 그 안에 쌓여있던 피로감을 풀어놓게 된다.

한 자리에 오래 서있어서 몸과 발에 극도의 피로감을 느낀 경험들이 있을 것이다. 이럴 때 발가락을 오므린 상태에서 발가락 끝에 힘을 모으고 서있어보라. 여기서 말하고 있는 걸음과 같은 모습으로 말이다.

오래 서있을 때 몰려오던 몸과 마음의 피로가 일순 걷히는 상쾌함을 느끼게 될 것이다. 그리고 몸 전체가 더욱 견고한 모습으로 서게 되는 것도 느끼게 되리라. 다섯 번째 걸음은 바로 그런 효과를 맨발걷기와 자연스럽게 연결시켜놓은 걸음이다.

리플렉솔로지의 측면에서 보면 발가락 끝의 반사구들은 뇌의 상층부와 눈 등에 직접 연결되어있기 때문에 두뇌의 활동, 눈의 활동을 활성화시킬 수 있다.

그러나 다섯 번째 걸음은 앞에 제시한 네 가지 걸음들을 다 걸은 후 행하는 보충의 걸음이다. 기초가 잘 다져져야 건물이 흔들리지 않는 것처럼 걸음도 기본적인 것에서부터 차근차근 밟아가야 한다. 기와 혈관의 흐름이 고정되어 피로감이 나타날 때 충격요법의 하나로 이용하면 좋을 것이다.

역의 묘미, 반의 쾌감, 다섯 번째 걸음은 그러한 아름다움과 효용성을 선사해주는 걸음이다.

6

여섯 번째, 스탬프를 찍듯이 걷기

여섯 번째 걸음은 '스탬프를 찍듯이 걷기'다. 마치 스탬프를 찍듯이 걷는 발을 내딛어 발바닥 전체로 지구와 대지를 어루만진다.

하루 종일 여러 일로 바빠 맨발걷기를 못한 날, 저녁에는 모든 일을 다 마친 뒤 곧바로 집 옆 숲길로 달려나간다. 그리고 오랫동안 못 만났던 애인을 대하듯 대지를, 숲길을 맨발바닥으로 마음껏 어루만진다.

이럴 때는 발바닥 전체와 발가락을 부챗살처럼 펴 엄지와 검지, 중지 등의 순서로 끌어당기며 숲길과 지구를 어루만진다. '스탬프를 찍듯이 걷기'는 대지를 사랑하는 그런 걸음이다.

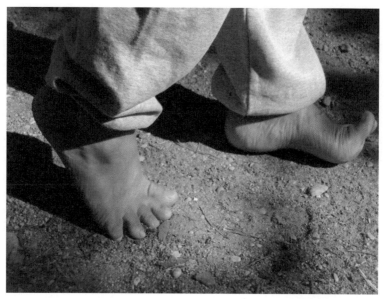

스탬프를 찍듯이 걷기

이 걸음의 모습 자체는 두 번째 걸음인 '황새와 같이 날렵하게 걷기'와 유사하다. 그러나 두 번째 걸음은 발바닥 전체가 동시에 땅을 디디지는 않는다. 발뒤꿈치부터 발허리, 발가락 끝까지 둥글게 접지하기 때문에 뒤꿈치가 접지하면 발가락은 하늘을 향하고 있고, 마지막에 발가락을 접지하면 발뒤꿈치는 들려지는 그런 걸음이었다.

반면 이 걸음은 발뒤꿈치와 발허리, 발가락까지 모두 동시에 대지를 딛는다. 그리고 대지를 발바닥으로 어루만진다. 발가락의 엄지, 검지, 중지의 순서로 땅을 끌어당기면서 걸음의 추동력을 얻는 그러한 걸음이다.

이 걸음의 명칭을 '스탬프를 찍듯이 걷기'로 명명한 이유는 고故 틱낫한 스님이 "걷기 명상을 할 때는 발로 스탬프를 찍듯이 대지를 꾹꾹 눌러가면서, 이 아름다운 지구를 음미하면서 걸으라"고 말씀하신 것에 있다.

틱낫한 스님은 나의 존재, 나의 실존에 대해 끊임없이 인지하는 그런 깨어있음, 영어로는 '마인드 풀니스Mind Fullness'를 이룰 것을 권하셨으며 이를 실천하는 과정이 바로 걷기 명상이라고 말씀하신 바 있다.

발바닥을 땅에 밀착시키면서 동시에 앞의 발가락들을 엄지, 검지, 중지 순으로 당긴다. '스탬프를 찍듯이 걷기'는 발가락으로 대지를 끌어당기는 그런 걸음이 되겠다. 지압의 측면에서 보면, 발뒤꿈치와 발바닥부터 앞쪽에 있는 발가락에까지 지압효과가 고루 작용한다. 이로 인해 온몸의 장기는 물론 머리, 눈, 코, 귀 등에 강한 혈류가 전달되고 그 기능이 활성화된다.

'스탬프를 찍듯이 걷기'는 자신의 실존에 천착하는 명상의 걸음인 동시에 우리의 몸속 각 장기는 물론 머리 부분에 해당하는 뇌와 눈, 코, 귀 등 모든 기관이 활발하게 작동하는 효용성이 뛰어난 걸음이다. 아울러 이 걸음은 내가 사는 이 지구를 발바닥으로 어루만지고 사랑하는 그런 걸음이 된다.

이 걸음을 걷게 되면, 발바닥의 아치가 양쪽으로 견고한 균형을 이루면서 우리의 자세를 균형 있게 받쳐준다. 평소 몸의 자세가 바르지 못해 무릎, 요추, 척추, 경추 등의 관절들이 뒤틀어져 있는 사람에게는 더욱 좋다. '스탬프를 찍듯이 걷기'는 이들의 흐트러진 관절이 바른 위치를 되찾도록 해준다.

또한 발바닥과 발가락으로 추동력을 얻는 걸음이기 때문에 하반신에서 상반신으로 전달하는 탄력 자체가 부드럽고 자연스럽다. 따라서 이 걸음을 걸으면 신발을 신고 걸을 때 딱딱한 고무 밑창으로 인해 주어졌던 근골격계의 손상이나 경직화 현상이 완화되고, 더 나아가 근골격계를 싸고 있는 근육들이 말랑말랑해지는 효과를 가져온다.

스탬프를 찍듯이 걷기는 양발의 아치 구조를 중심으로 몸의 자세가 굳건히 그리고 균형 있게 구축되도록 해준다. 동시에 근골격계를 싸고 있는 모든 근육을 자연 그대로의 말랑말랑한 모습으로 변화시킨다. 참으로 많은 효용을 가진 그런 걸음이다. 어떻게 보면 앞에서 서술한 다섯 가지 걸음의 효과들이 집약되는 최고의 걸음걸이 형태가 되겠다.

따라서 이 스탬프를 찍듯이 걷기는 앞에서 이야기한 다섯 가지의 걸음들을 다 걸어보고 난 다음 마무리를 하는 걸음으로 적합하다.

7

일곱 번째, 가재처럼 뒤로 걷기

일곱 번째 걸음은 가재처럼 뒤로 걷는 걸음이다. 이 걸음은 걷는 모습이 마치 가재가 뒤로 기어가는 것과 닮아 있다. 또한 뒤로 걷는다는 면에서 앞의 여섯 가지 걸음과 전혀 다른 형태의 걸음이고 그 느낌과 효과 등에서도 현저한 차이가 있다.

뒤로 걷는 걸음은 발바닥 각 부위의 착지 순서가 두 번째 걸음인 황새처럼 걷는 걸음과 정반대의 순서로 이루어진다. 황새처럼 걷는 걸음의 경우는 발뒤꿈치로부터, 발허리, 발샅, 발부리 그리고 발가락의 순서로 둥글게 접지되는데, 가재처럼 뒤로 걷는 걸음은 발가락, 발부리, 발샅, 발허리, 발뒤꿈치 순으로 둥글게 접지되는 것이다.

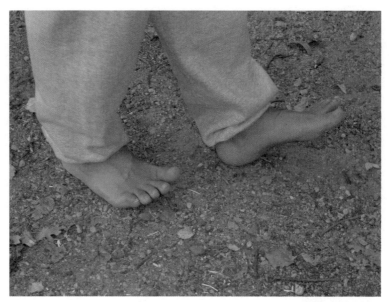

가재처럼 뒤로 걷기

앞으로 걸을 때와는 달리 뒤로 걸으면 숲길 양 옆의 나무들이 마치 파노라마처럼 지나가는 기분을 느끼게 된다. 역방향의 좌석에 앉아 여행을 할 때 차창 밖으로 지나는 풍경을 대하는 것과 같다.

뒤로 걷기 나름의 재미와 운치가 여기에 있다. 지나온 숲길을 되돌아보며 걸으면 과거의 삶을 다시 한 번 반추해 보게 되기도 한다. 천천히 뒤로 걸으며 그 여유와 멋을 즐겨보라. 평소에 행하지 않는 걸음이라 조금은 부자연스럽겠지만 후진을 통해 색다른 즐거움을 얻을 수 있을 것이다.

뒤로 걸으면 발이 자칫 엉뚱한 곳에 빠지거나 장애물에 부딪힐 수 있으므로 뒤에 놓인 길의 상황을 잘 살펴가며 걸어야 한다. 동행이 있을 경우에는 손을 잡고 한 사람은 앞을 보며 인도하게 하면서 교대로 뒤로 걷기를 하는 것이 가장 좋은 방법이다. 길을 걷는 동안 동행자와의 연대와 따뜻한 교감은 또 다른 수확이 될 것이다.

뒤로 걷기는 앞으로 걷는 걸음들보다 더 많은 운동량을 가져오는 것으로 알려져있다. 또한 발과 장딴지 등에 전해지는 힘의 방향이 통상의 걸음과 정반대로 작용하기 때문에 평소에 쓰지 않던 근육들을 사용하게 되어 근육 발달의 불균형을 막을 수도 있다.

스포츠의학 전문의 조성현 박사는 '워킹 다이어트법'을 설명하며 뒤로 걷기는 앞으로 걷는 걸음보다 3배 정도 운동량이 많다는 점을 강조했다. 뒤로 걷기를 10분간 했을 때와 앞으로 걷기를 30분간 했을 때의 체온상승과 뇌파변화가 거의 같다는 것이다.

그래서 뒤로 걷는 걸음은 좁은 공간에서 걷는 사람들이나, 하루에 많은 시간을 걷기 운동에 투자할 수 없는 사람들에게 적극 권장된다.

일본의 의학박사 오오누마 아키다가도 그의 저서 『건강 365일』에서 "뒤로 걷기 백 보는 앞으로 걷기 만 보"라고 쓰고 있으니 뒤로 걷기의 탁월한 운동 효과는 관련 학자들에게 이미 공인된 사실이기도 하다.

뒤로 걷기 즉 가재처럼 걷는 걸음은 탁월한 운동량과 효과를 갖고 있지만 진행되는 양상을 보면 느림의 걸음, 여유의 걸음, 관조의 걸음이다.

앞의 여러 걸음들은 각기 그 자체의 의미와 추구하는 바에 따라 나름대로의 긴장도와 치열함을 갖고 있지만 뒤로 걷기는 그것들을 다 내려놓고 뒤를 돌아보게 하는 휴식의 걸음이다. 지나온 삶을 반추하게 하는 관조의 걸음이다. 그리고 동행자와 함께 나눌 수 있는 연대와 교감의 걸음이기도 하다.

천천히 뒤로 걷노라면 파노라마처럼 스쳐 지나가는 나무들이 손을 흔들어 인사한다. 그리고 어머니 대지가 문득 일어나 앉아 뒤에서 나를 한 번 꼬옥 안아주실 것만 같다.

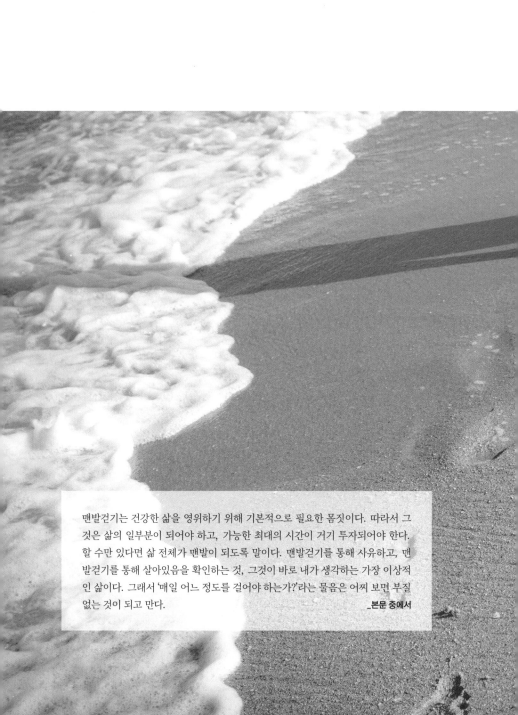

맨발걷기는 건강한 삶을 영위하기 위해 기본적으로 필요한 몸짓이다. 따라서 그것은 삶의 일부분이 되어야 하고, 가능한 최대의 시간이 거기 투자되어야 한다. 할 수만 있다면 삶 전체가 맨발이 되도록 말이다. 맨발걷기를 통해 사유하고, 맨발걷기를 통해 살아있음을 확인하는 것, 그것이 바로 내가 생각하는 가장 이상적인 삶이다. 그래서 '매일 어느 정도를 걸어야 하는가?'라는 물음은 어찌 보면 부질없는 것이 되고 만다.

_본문 중에서

10장

맨발걷기
실천 방법

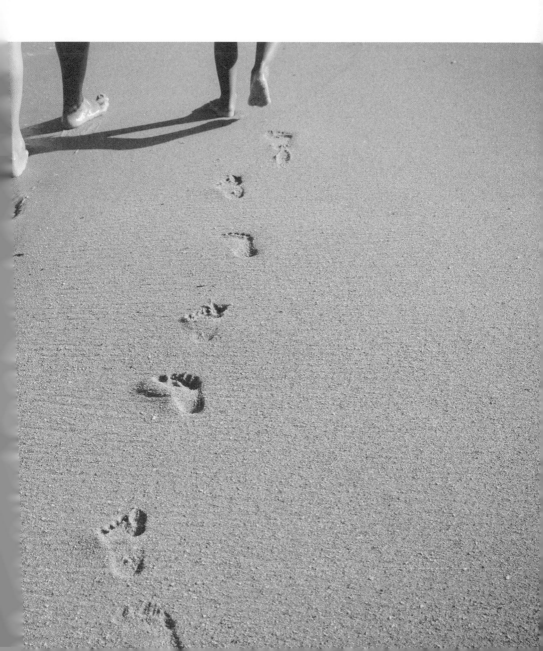

$$\smile$$
1

매일 얼마나 걸어야 하는가

맨발걷기는 건강한 삶을 영위하기 위해 기본적으로 필요한 몸짓이다. 따라서 그것은 삶의 일부분이 되어야 하고, 가능한 최대의 시간이 거기 투자되어야 한다. 할 수만 있다면 삶 전체가 맨발이 되도록 말이다.

맨발걷기를 통해 사유하고, 맨발걷기를 통해 살아있음을 확인하는 것, 그것이 바로 내가 생각하는 가장 이상적인 삶이다. 그래서 '매일 어느 정도를 걸어야 하는가?'라는 물음은 어찌 보면 부질없는 것이 되고 만다.

하지만 문제는 현대인의 삶에 맨발로 걸을 수 있는 환경이 전혀

갖춰져 있지 않다는 데 있다. 우선 장거리 이동에는 대부분 버스, 지하철, 승용차 등의 교통수단이 이용되고 있고, 계단도 에스컬레이터나 승강기로 상당 부분 대체되어 있다. 걷기 자체가 이들 때문에 차단되고 있는 것이다.

어디를 가든 신발을 신어야 하고, 또 신발을 벗을 수 있다고 해도 밟을 땅이 거의 없는 실정이다. 도시의 길들은 대부분 시멘트나 아스팔트로 덮혀 대지의 숨구멍조차 뚫려있지 않다. 사람의 발만 숨을 쉬지 못하는 것이 아니라 대지마저도 이 환경에서는 생존을 보장받기 힘들게 된 것이다.

맨발로 흙길을 걷는다는 것 자체가 현실적으로 쉽지 않게 되었다. 이러한 연유로 인해 최소한 얼마간 맨발로 걸어야 하는가의 답이 요구되는 것이다. 또 그 시간을 확보할 방법을 찾아 실행하는 노력이 요구되어지는 것이다.

걷기 운동의 관점에서는 하루에 최소한 1시간 이상, 또 7,000보 이상 걷기를 권장하고 있다. 2,000여 년 전 그리스의 의성 히포크라테스도 "걷는 것이 인간에 있어서 최고의 보약"이라고 하면서 "건강하기 위해서는 매일 식후에 집 주위를 걸어야 한다"고 말했다.

『뇌내 혁명』의 저자 히루야마 시게오는 "걷는 운동은 뇌내 모르핀을 분비하는 데 아주 효과적이다. 원래는 13,000보를 하루 걷기의 기준량으로 잡고 있지만 최소한 5,000보는 걸어야 한다. 비가와도 우산을 쓰고 걸어야 한다"고 하였다.

세계보건기구도 2002년 '세계보건의 날'을 맞아 "인류의 건강과 웰빙을 위해 하루 30분을 걷거나 자전거를 탈 것"을 권유하였다. 하루 30분의 걷기는 평균 150kcal의 열량을 소모케 함으로써 건강을 유지하고 질병을 예방하게 한다.

통상 직장인들이 차를 이용해 출퇴근을 하고, 사무실에 앉아서 근무하는 경우, 하루에 걷는 거리가 기껏 2,000~4,000보 정도임을 감안할 때 위에서 이야기한 최소한의 운동량 1시간이나 7,000보는 출퇴근 하는 과정에서 걷는 시간 외에 추가적으로 걸어야 하는 양을 제시하고 있는 것이다.

여기에서 맨발걷기는 걷기를 생활화하자는 측면에서 출퇴근 과정에서의 걷기 이외에 최소 1시간, 걸음 수에서는 7,000보를 더 걷기를 권유한다. 5km 정도 되는 이 거리는 운동이라는 측면에서도 적절한 거리이거니와 삶을 돌아보는 성찰과 사유를 위해서도 절대적으로 필요한 거리이기 때문이다.

다리에 무리가 가지 않는다면 그 이상을 걷는다 해도 해가 될 일은 전혀 없다. 이렇게 맨발걷기가 우리 생활의 중심에 자리 잡게 되면 질병과 스트레스가 없는 건강하고 여유로운 삶을 만들어 갈 수 있을 것이다.

2

집 근처의 맨땅을 찾아라

불행하게도 도시에서 살아가는 사람들에게 숲길이나 맨땅을 걷자는 이야기는 별로 현실성이 없다. 우선 집 근처에 숲이 없고 주변의 거의 모든 지역이 아스팔트와 시멘트로 포장되어 있기 때문이다. 문명화가 도시를 그렇게 삭막한 세상으로 만들어놓았다.

도시의 가로수들이 포장된 도로 사이에서 간신히 목을 내밀고 거친 호흡을 한다. 거기 함께 살고 있는 사람도 거친 숨을 내쉬지 않을 수 없다. 숨통 트이는 숲길을 찾으려면 장시간 차를 타고 도시를 벗어나야 하는 처지에 이르렀다.

그나마 다행인 것은 근처 학교의 운동장을 찾으면 밟을 수 있는 맨땅을 발견하게 된다는 것이다. 비록 숲길에서 전해지는 푸근한 정감이나 마사토, 부엽토를 밟을 때 느껴지는 푹신하고 시원한 촉감을 얻을 수는 없지만 말이다. 거기에는 굵거나 미세한 모래들이 깔려있어 맨발의 지압을 어느 정도 느낄 수 있다. 또한 맨발로 운동장을 걸을 땐 탑돌이와 같은 사색도 실천해볼 수 있을 것이다.

이외에도 요즈음 생긴 도시들에는 상당수의 근린공원들이 조성되고 있다. 공원의 산책길도 대부분 포장되어 있기는 하나 일부는 맨땅을 유지하고 있기도 하니 집 근처의 공원을 찾아가보는 것도 좋다.

주위를 둘러보라. 보물을 찾듯이 세심하게 둘러보면 가까운 곳에서 아직은 살아있는 맨땅을 발견하게 될 것이다. 그곳은 어머니 대지가 그나마 숨을 몰아쉬는 숨구멍과 같은 공간이다. 그곳에서라도 맨발걷기를 진행시키면 아쉬운대로 대지의 정기를 받아볼 수 있을 것이다.

우리의 도시는 참으로 각박하다. 숨이 막힐 지경이다. 어머니 대지와의 철저한 격리, 그 때문에 도시인들은 병들어가고 있다. 그 비극의 현실을 인지하지 못한 채 도시의 삭막함에 매몰되고 있다.

집 주위의 흙길이나 맨땅을 찾아내 맨발로 걷는 일은 삭막한 도시에서 탈출하는 하나의 방법이 된다. 도시 문명으로부터 벗어나 인간 본연의 건강한 정신과 육체를 되찾는 일은 바로 맨땅을 맨발로 걷는 데서부터 출발한다.

시인 김영월은 그의 시「맨발로 걷고 싶다」에서 맨발로 땅을 딛고 싶은 열망을 아래와 같이 노래하고 있다.

고궁의 숲길
나는 갑자기 아스팔트가 아닌
땅이 딛고 싶어
구두와 양말에 갇혀 있는
발을 해방시켰다
사람들이 어찌 보든
땅에 살갗이 직접 닿는
짜릿함에 빠져든다

언제부터 인간은
발바닥을 가두어 둔 채
오랫동안
무좀에 시달리며 살았을까

시골 논두렁길이 아니어도
서해안 갯벌이 아니어도
바닷가 모래사장이 아니어도
비록 못에 찔려 피가 난다 해도
아, 맨발의 상쾌함을

가끔 구두와 양말을 벗어제치고

미개인처럼 나는

도심을 행보하고 싶다.

독일은 국민들이 맨발로 걷는 기쁨을 향유할 수 있는 환경이 잘 구성된 국가 중 하나다. 독일 내에는 맨발걷기를 위해 조성한 맨발 공원이 몇 군데 있다.

독일의 북서부 지역 틸베르크Tillberg에 있는 바푸스강Barfussgang 과 중부지역 소베른하임Sobernheim에 있는 바푸스파드Barfusspad 그리고 검은 숲 지대의 할방겐Hallwangen에 있는 바푸스파크Barfusspark 등이 바로 이런 공원들이다.

이들 공원은 휴양 도시나 깊은 숲속에 위치하고 있어 우리네 도시 안에 있는 근린공원과는 차이가 있다. 하지만 사람들의 건강을 위해 특별히 조성되었다는 점에서 만들어진 배경은 같다고 할 수 있다.

직접 찾아가본 소베른하임의 맨발 공원은 프랑크푸르트에서 약 120km 떨어진 야트막한 구릉지대에 있었다. 검붉은 토양의 비옥한 들판에 우리나라의 개천 정도에 해당하는 나에Nahe 강이 유유히 흐르고 있는 모습은 평화롭고 고즈넉했다.

나에강을 중심으로 약 3.5km의 들판에 조성된 맨발 공원은 그냥 걷기만 하여도 아늑한 평화가 찾아들 것 같은 넉넉함이 느껴졌

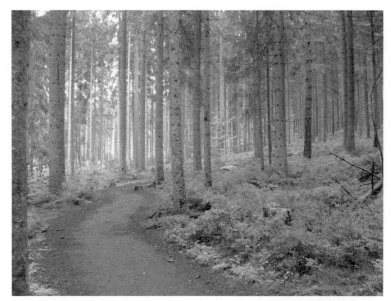

고, 곳곳에 설치되어 있는 맨발걷기용 구조물들은 맨발로 걷는 즐
거움을 더해주고 있었다.

맨발 공원의 초입에 설치된 약 30m에 달하는 물 속 진흙 길은
그 부드럽고 매끈한 감촉을 통해 걷는 사람들로 하여금 소리를 지
르는 즐거움을 유도하고 있었다. 또한 곳곳에 각종 통나무의 조형
물을 만들어 그 위를 걸으면 맨발의 촉감이 한껏 살아나도록 해
놓았다.

강물을 가로지르는 2개의 다리도 보였는데 그 중 하나는 통나무
로 만들어져있었고, 또 다른 하나는 굵은 밧줄을 꼬아서 현수교의

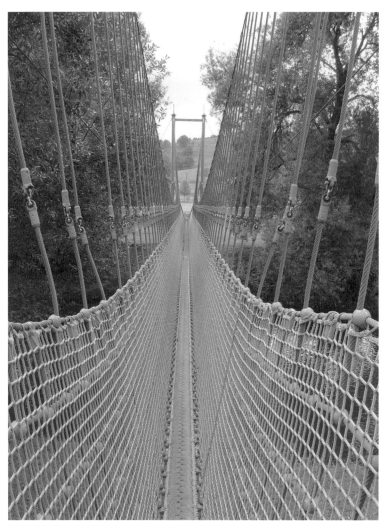

독일 맨발 공원의 다리

형태로 만들어 놓아서 그곳을 맨발로 밟으며 건너는 재미와 촉감
이 예사롭지 아니하였다.

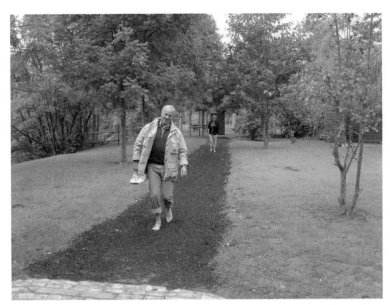

맨발걷기를 하는 독일인들

　강의 양쪽에는 밧줄을 걸어놓아, 모험을 즐기는 사람들이 그 밧줄을 잡고 맨발로 개천을 건너는 또 다른 즐거움을 체험할 수도 있게 해놓았다.

　한편 프랑크푸르트에서 남쪽으로 약 200km를 달려서 내려간 검은 숲Black Forest의 북쪽 한가운데 위치한 할방겐의 맨발 공원은 소베른하임의 맨발 공원과는 달리 깊은 전나무숲 속에 위치하고 있었다.

　주위에는 혈관질환자Vein Disease들을 위한 요양원도 보였다. 듣자하니 이 공원은 당초 그곳을 찾는 환자들의 건강증진을 위해 특별히 조성되었다고 한다. 깊은 숲속에 자리 잡고 있는 맨발 공원은 우선 조용할 뿐 아니라 자연미가 돋보였다. 별도의 맨발 지압보도를 조성하지 않아도 숲 곳곳에 이미 여러 갈래의 임도林道와 오솔길이 있어 그 길만 따라가면 우리가 소망하는 숲길 맨발걷기가 가능했다.

그 깊은 숲 가운데 2.5km와 3.5km에 달하는 두 가지 맨발걷기 코스가 2~3m 폭으로 조성되어 있었다. 길에는 모두 나무의 껍질이나 작은 조각들을 깔아놓아서 맨발로 걸을 때마다 마치 주단을 밟는 듯한 탄력감을 느끼게 했다.

그리고 30~40m 간격마다 왕모래, 자갈, 보도블록 및 진흙 등을 순서대로 깔아놓아 같은 길에서 올 수 있는 지루함을 미리 차단시키고 있었다. 또 코스의 곳곳에 통나무들이 놓여있었는데, 그것을 밟고 지나가면서 균형감각을 키우거나 어깨에 메고 근력을 키울수 있게 하기도 했다.

숲과 산등성을 따라 검은 숲의 맨발 공원을 걸었다. 하늘 높이 치솟은 전나무는 독일의 국력을 대변하는 듯했고, 그 숲길을 맨발로 걷는 사람들 역시 그 나라의 평화와 안녕을 소리 없이 웅변하는 듯했다. 공원 구석구석 배어있는 정성이 진정한 복지국가의 모습을 전하고 있었던 것이다.

독일의 맨발 공원들은 이런 모습으로 조성되어 많은 사람들로부터 사랑을 받고 있다. 또한 평화로운 들판 그리고 아늑한 전나무

숲 속의 깊은 오솔길은 오늘도 많은 독일 사람들을 건강하고 행복하게 만들고 있다.

천연스럽게 맨발로 걸으며 건강과 기쁨을 누리고 있는 그들의 모습 자체가 바로 행복과 평화의 메시지인 것이다.

3

맨발 지압보도의 맹점

1998년 서울 여의도공원에 처음 맨발 지압보도가 설치된 이후 보라매공원, 용산 가족공원, 남산공원, 양재 시민의 숲 등에 잇따라 맨발 지압보도가 만들어지면서 인근 주민들과 직장인들에게 많은 호응을 얻고 있다.

"잠도 잘 오고 소화도 잘되고, 요즘에는 신경통도 없어졌다", "발바닥에 차가운 자갈이 닿을 때마다 머리가 시원해지고 기분이 상쾌해지는 것을 느낀다", "맑은 공기를 마시면서 발 마사지를 하면 건강이 날로 좋아지는 것 같다" 등 사람들의 긍정적인 반응이 줄을 이었다.

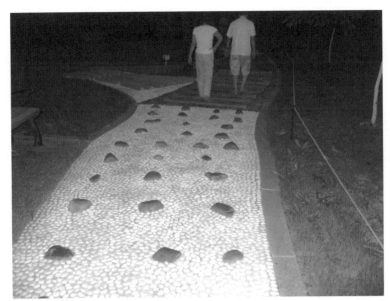

　그 후 전국 곳곳의 시, 군, 구 등에서도 지방자치단체, 지역협의
회 등과 주민들이 뜻을 모아 유행처럼 맨발 지압보도를 설치하였
다. 지난 수년간 전국 곳곳에 설치된 맨발 지압보도는 지역민들의
건강 증진에 꽤 많은 기여를 하고 있다.

　또한 맨발걷기의 효용성을 알리는 데도 맨발 지압보도는 커다
란 역할을 해왔다. 발에 가하는 지압이 스트레스와 각종 문명병에
시달리고 있는 현대인들에게 훌륭한 치유 수단이 될 수 있다는 인
식을 광범위하게 확산시킨 것이다.

　그리하여 요즈음은 대부분의 공원에서 맨발 지압보도를 볼 수
있다. 몸에 좋다는 호박석, 해미석과 심지어 옥돌까지 사용해 지압

보도를 설치한 공원도 보인다. 지역민의 건강을 위한 투자이니 일련의 일들을 부정적으로 바라보게 되지는 않는다.

　안타까운 사실은 아무리 좋은 마음에서 지압보도를 깔았다 하여도 자연 상태로의 흙길만 못하다는 것이다. 큰돈을 들여 기존의 흙길을 파헤치고 시멘트를 타설한 뒤 거기 돌들을 박아 만드는 지압보도, 이렇게 만들어지는 길은 절대 자연의 기운을 전달할 수 없다.

　유감스럽게도 대지의 정기를 받아들이고 천연의 발 지압효과를 얻으려는 맨발걷기의 참뜻이 일부 지자체와 개발업자들에게는 잘못 이해되고 있는 것이다. 그렇지 않아도 밟을 수 있는 맨땅이 많지 않은 도시에서 근린공원 안에 있는 흙길은 귀하기만 하다. 이런 흙길까지도 시멘트로 덮어버려서야 되겠는가?

　물론 그렇게 만든 인공도로를 맨발로 걸어도 발바닥의 지압효과는 얻을 수 있다. 발바닥이 아플 정도의 마사지효과도 기대된다. 그러나 그것은 대지와 나의 일체감이 차단된 상태에서 얻어지는 것이기에 심리적 효과까지는 기대하기 어렵다.

　또한 자연이 줄 수 있는 대지의 에너지도 시멘트에 의해 차단되어 우리의 몸 안으로 들어올 수 없다. 대지와 육체의 직접적인 접촉이 맨발걷기의 본 모습이라는 것을 감안할 때 시멘트 자갈길에서의 맨발은 진정한 맨발이라고 할 수 없는 것이다.

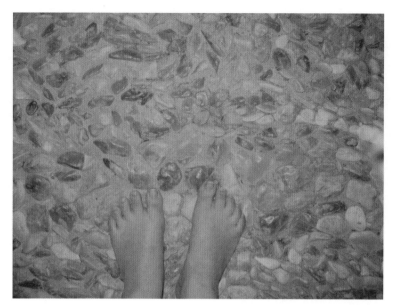

흙길을 걸을 때는 발목이나 무릎에 올 수 있는 충격을 흙이 자연스럽게 흡수하는데, 시멘트로 포장된 맨발 지압보도는 충격 흡수력이 없어 오래 걸으면 오히려 발목이나 무릎에 무리를 줄 수도 있다. 특히 노인들이나 관절염 환자들에게는 심각한 부작용이 우려되기도 한다.

현대 문명의 단순함이라고 해야 할까. 또 다른 근린공원에서는 예전의 그 좋던 황톳길 위에 시멘트 포장을 하고, 거기에다 주먹만한 자갈들을 깔아놓은 경우도 볼 수 있다. 황톳길을 걸으면 지압효과뿐 아니라 황토가 가져다주는 치유효과까지도 경험할 수 있는데, 많은 예산을 들여 그 효과들을 차단해버린 것이다.

사정이 이러하다면, 시멘트 포장의 맨발 지압보도들은 이제라도 원래의 황톳길로, 자연 그대로의 흙길로 다시 복원해야 마땅하지 않을까?

4

맨발걷기 안전수칙 10가지

맨발로 걷는다는 것은 아무래도 길바닥에 산재한 여러 위험 요소에 발을 그대로 노출하는 일이니만큼 상처의 위험도 있을 수 있다. 특히 험한 숲길을 걸을 때는 돌부리에 채이기 십상이다. 버려진 유리조각이나 가시덩굴 등에 발바닥을 베이거나 찔릴 수도 있다. 건강을 위해 맨발걷기를 시작했다가 오히려 몸이 상한다면 얼마나 억울한 일이겠는가?

그래서 맨발로 길을 나설 때에는 사전에 준비를 철저히 하고 안전수칙도 제대로 지켜야 한다. 그럴 때 안전하고 즐거운 맨발걷기를 할 수 있다.

이에 나의 경험에서 나온 숲길 맨발걷기의 사전 준비사항을 기반으로 미국의 맨발등산가인 리차드 프라진이 그의 저서 『맨발의 하이커The Barefoot Hiker』에서 제시하고 있는 몇 가지의 기본수칙 등을 참고하여 아래와 같이 '맨발걷기를 위한 10가지 안전수칙'을 정리하였다.

1. 여벌의 보온용 옷을 준비한다

숲속의 온도는 집 근처의 온도보다 보통 3~4도씩 낮다는 것을 감안해 보온이 잘되는 겉옷을 반드시 준비해야 한다. 더욱이 맨발로 걸을 경우, 차가운 땅과 계속되는 접촉으로 인해 체온 손실이 생기기 때문에 평소보다는 좀 더 체온 변화에 민감해야 감기 등을 예방할 수 있다.

2. 구급약품을 준비한다

숲길을 맨발로 걸을 때면, 자칫 발가락이 돌부리에 채이거나, 발바닥에 가시가 찔려 상처가 날 수 있다. 따라서 만약을 대비해, 소독약과 일회용 밴드, 붕대 등의 구급약을 준비하는 것이 좋다.

3. 환경 사랑을 실천할 수 있는 준비를 한다

맨발인에게 숲길이나 산길은 삶과 생명의 터전이다. 그 삶의 터전에 떨어진 휴지나 유리조각, 쓰레기 등을 수거하는 것은 맨발인의 기본적인 의무이다. 따라서 눈에 보이는 쓰레기를 수거할 수 있도록 예비용 비닐봉투를 준비하자. 언제 어디서든 자연과 환경을 사랑하는 맨발인의 모습을 보여야 하겠다.

4. 준비운동을 하여 근육과 관절을 풀어준다

맨발로 걷기 전에 간단한 체조나 스트레칭 등으로 몸을 풀어주는 것이 좋다. 몸의 각 부위, 특히 발과 허리 등의 근육과 무릎과 발목 등의 관절을 유연하게 만들어야 걷는 도중이나 걸은 후 발생할 수 있는 근육이나 뼈의 통증을 효과적으로 예방할 수 있다. 이러한 준비운동은 고령자의 경우나 날씨가 추울 경우 더 정성을 들여야 한다.

5. 걸음은 똑바로, 수직으로 내딛도록 한다

숲길을 걸을 때는 절대로 발부리로 땅을 차거나, 발을 끌지 말아야 한다. 발을 질질 끌거나 땅을 차면 땅 위의 날카로운 물체에 베일 가능성이 높아지기 때문이다. 이 수칙은 안전한 맨발걷기를 위한 다른 어느 수칙보다 중요하기 때문에 항상 마음에 담아두어야 한다.

6. 항상 발 디딜 곳을 확인해두어야 한다

발걸음을 떼는 순간 두세 걸음 앞의 지면을 응시하면서 발걸음을 디딜 지점을 미리미리 선정해야 한다. 만약 길 주변의 풍경을 감상하고 싶다면 걸음을 잠시 중단하는 것이 안전하다. 특히 자갈길이나 평탄치 않은 길을 걸을 때 이 수칙은 매우 중요하다. 맨발로 걸을 때는 항상 '눈의 시각'과 '발바닥의 촉각'을 동시에 사용하여 위험 요소를 파악해야 한다.

7. 발뒤꿈치가 아닌 발허리 부분에 무게를 싣는다

발을 땅바닥에 디디고 있는 동안 몸의 무게는 가능한 발의 앞쪽에 싣고

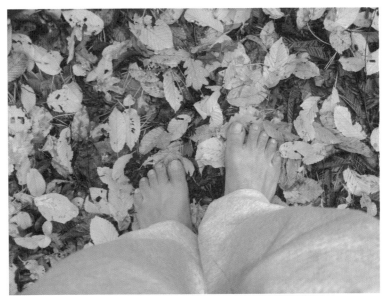

낙엽 위 걷기

걷는 것이 좋다. 왜냐하면 발의 앞부분이 뒤꿈치보다 훨씬 더 유연하고 탄력성이 높아 충격을 잘 흡수하기 때문이다.

8. 발바닥에 의식을 집중한다

맨발로 걸을 때는 항시 발걸음을 가볍고 부드럽게 해야 한다. 그리고 발걸음을 디딜 곳과 그러지 말아야 할 곳을 판단하며 걸어야 한다. 때로는 발걸음에 주의를 해도 뾰족한 물체를 밟을 수 있고, 발걸음을 뒤로 빼기에는 이미 늦은 경우가 생길 수도 있다. 이때는 순식간에 몸의 무게를 발바닥의 다른 부분으로 이동시켜 그 충격을 최소로 만들어야 한다.

9. 지면이 가려진 경우 주의한다

풀이나 나뭇잎, 눈과 같이 땅을 덮는 물체가 지면을 가린 경우에는 한발 한발 천천히, 조심해서 발걸음을 내딛어야 한다. 그리고 발바닥에 전해지는 느낌이 좋지 않을 때는 즉시 내디딘 발자국을 거두어야 한다. 땅의 표면을 잘 볼 수 없거나, 전에 걸어본 곳이 아니라면 절대 맨발로 뛰는 일은 없어야 할 것이다.

10. 눈 위에서의 맨발은 보온에 신경을 쓰자

눈이 1인치 이상 쌓여있지 않거나 녹아내리고 있을 경우, 눈 위를 맨발로 걷는 것은 상상할 수 없을 정도의 즐거움을 가져다준다. 하지만 동상 등의 위험에 주의를 게을리해서는 안 될 것이다. 영하로 떨어진 날씨에도 숲길을 맨발로 걷는 것은 괜찮지만, 발의 감각이 마비될 때까지 걸어서는 안 된다. 특히 표면이 거친 땅은 추울 때 발바닥을 상하게 할 가능성이 커지기 때문에 더욱 조심해야 한다.

5

맨발로 걸으며 단전호흡 하기

나무가 울창한 숲길이나 앞이 훤히 트인 산책길에 나서면 우선 깊이 숨을 들이마시게 된다. 숲속의 상큼한 풀 냄새와 함께 맑은 공기를 마음껏 호흡하게 된다. 이 호흡은 평소의 기계적인 호흡이 아니라 의식적으로 길게 들이쉬고 내쉬는 그런 호흡이다.

그것은 또 복부에 힘과 압박을 주는 복식호흡이기도 하다. 이때 복부 하단의 단전에 의식을 집중하면서 호흡을 다스리게 되면 그 것이 바로 단전호흡이 되는 것이다.

숲길을 맨발로 걸을 땐 비교적 수월하게 단전호흡을 실천할 수 있다. 맑은 공기가 그 원인의 하나이고 맨발걷기를 통해 얻게 되는

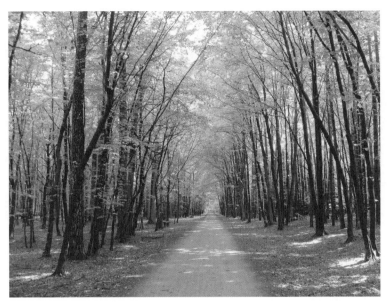

울창한 카바티의 숲

집중력이 또 그것을 돕는다.

실제 숲길의 맨발걷기는 사유의 흐름을 과거와 미래에서 현재로 향하게 하고, 끝없이 외부와 사물을 떠돌던 의식의 흐름을 현재의 자아로 집중하게 만든다.

깊어지고 길어지는 호흡도 그러한 사유와 의식의 정념화正念化를 촉진시킨다. 그래서 숲길 맨발걷기와 단전호흡은 불가분의 상관관계를 맺게 되는 것이다.

맨발걷기는 단전호흡을 유도하고, 단전호흡은 숲길 맨발걷기의 참된 의미와 사유의 깊이를 더해준다. 숨을 깊이 들이마시며 서너 걸음 걸어보라. 그리고 숨을 천천히 내쉬며 각 세배수인 아홉이나 열두 걸음을 걸어보라. 이때 들숨과 날숨은 모두 단전에 집중시켜야 한다.

서너 걸음을 걷는 동안 천천히 들이쉬는 들숨 속에서 발바닥과 대지의 접촉을 느끼고 단전 속으로 깊고 힘차게 차오르는 숲 공기의 맑은 기운을 느끼게 될 것이다. 그 느낌은 나의 몸을 모두 비워내고 거기 신선한 숲을 들여놓은 느낌과도 같다. 이로써 나와 대지는 하나가 되는 것이다. 그것은 존재에 대한 행복을 확인케 하고, 실존에 대한 감사를 유도한다.

아홉이나 열두 걸음을 걷는 동안 천천히 내뿜는 날숨 속에서는 발끝에 전해지는 충만한 힘과 단전을 누르는 복압을 느끼게 될 것이다. 그것은 존재에 대한 확신과 생명에 대한 굳건한 의지를 불러온다.

맨발걷기를 통한 단전호흡은 이렇게 이루어진다. 일상생활에 직접 접목시킬 수 있기 때문에 좌선 시 행하는 단전호흡보다 더 수행이 용이하다고 할 수 있다.

앞의 호흡법이 어느 정도 숙련되면 이제 한 걸음 더 나아가 대여섯 걸음에 숨을 한 번 들이쉬고, 열다섯, 열여덟 걸음에 숨을 한 번 내쉬어보라. 숨의 길이가 길어진 만큼 거기서 느껴지는 기운도 깊어질 것이다.

맨발걷기와 단전호흡은 이렇듯 밀접하게 연결되어 있고, 상호 간에 지지하고 공조하는 작용을 한다. 흐르는 물의 힘에 물레방아가 돌아가듯, 물레방아의 힘에 물이 흘러내리듯, 단전호흡의 기운이 걸음에 추진력을 더할 것이다.

그럼 이제 맨발걷기와 단전호흡이 실제 우리의 건강과 수명에 미치는 직접적인 영향에 대해 알아보자.

우선 맨발걷기와 단전호흡의 조합은 몸 속 혈액의 흐름을 촉진시키는 가장 이상적인 행위다. 보통 사람들의 경우 단순한 심장박동에 의해 혈행이 이루어진다. 그러나 맨발걷기를 하게 되면 발바닥으로부터 혈액 펌핑 작업이 함께 이루어지기 때문에 그만큼 혈행이 왕성해진다.

여기에 단전호흡까지 추가시키면 단전에 커다란 압력Pressure과 그로부터의 해방Release이 번갈아 형성되면서 혈액의 흐름을 더욱 촉진시킬 수 있다.

심장 박동에 의한 통상의 혈액 흐름에 맨발걷기를 통한 펌핑 작용, 단전호흡을 통한 혈행 촉진작용까지 더해지면 이것이야말로 혈류 촉진의 삼위일체가 완벽하게 이루어지는 상황이라고 할 수 있겠다.

자연스럽게 혈행을 촉진시키는 일, 그것이 건강한 생명 유지의 필수조건임을 감안할 때, 오늘날 수많은 질병의 자연적인 예방과 치유의 길이 여기에 있다.

　자, 다 같이 숲길로 나서보자. 신발을 벗어던지고 맨발로 걸어보자. 숨을 길게 들이쉬고, 길게 내쉬면서 단전에 의식을 집중하자. 그러면 거기서 무병장수의 비답을 확인할 수 있을 것이다.

6

발을 관리하는 법

처음 맨발로 흙길, 모랫길, 자갈길 등을 걷기 시작하면 발바닥에 물집이 생길 수 있다. 그동안 신발과 양말 속에 있던 발 가죽은 매우 약해진 상태이기 때문이다.

그렇다고 해서 맨발걷기를 중단할 수는 없다. 바늘로 물집을 터트린 후 소염제와 연고를 바르고 일회용 밴드를 붙이면 된다. 거기에 붕대까지 감으면 별다른 이상 없이 다시 맨발걷기를 즐길 수 있다. 맨발걷기가 끝날 때마다 상처 부위를 잘 씻고 약을 바르면 수일 후 상처는 저절로 아문다.

그렇게 맨발걷기를 지속하다보면 얼마 안 가 발바닥에 굳은 각

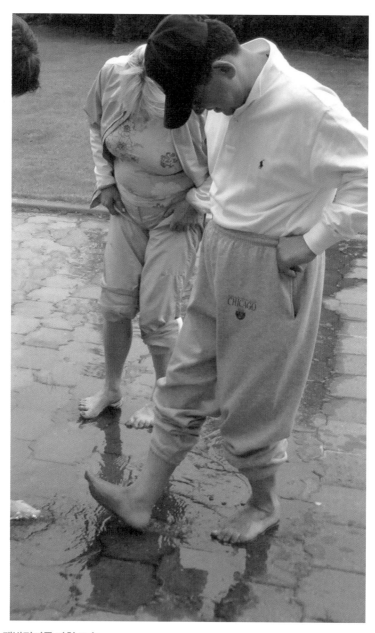

맨발걷기를 마친 모습

질이 생기기 시작한다. 하지만 이를 잘못 관리하면 발바닥 이곳저곳이 갈라져 심한 통증을 유발하기도 한다. 또 각질은 무좀과 곰팡이에 좋은 먹이가 되어 발바닥 위생을 악화시킨다.

이를 미연에 방지하기 위해서는 다음과 같은 조치가 필요하다. 맨발걷기가 끝난 후에는 발바닥을 깨끗이 씻고 발 크림이나 오일 등을 발라서 항시 수분이 유지되도록 해야 한다. 그리고 일주일에 한 번 정도 각질 제거기를 이용해 각질을 제거함으로써 발바닥의 탄력을 유지시키는 것이 좋다.

이렇게 하면 선홍색의 건강한 발바닥을 유지할 수 있다. 각질 제거 후 깨끗해진 발바닥은 생고무 같은 탄력성을 갖게 되고, 불그스레하게 화색이 돌아 새로 태어난 맨발의 아름다움을 느끼게 할 것이다. 이렇게 해야만 맨발걷기 시 발바닥과 지표면의 접촉 강도를 적정수준으로 끌어올릴 수 있다.

굳은 각질을 제거한다고 해서 발바닥이 계속 연약한 상태로 남아있는 것은 아니다. 맨발걷기와 발 관리로 단련된 발의 피부는 이제 웬만한 자극에는 상처를 입지 않을 것이다.

우리는 신발을 신고도 종종 물집이 생기는 경우를 접하게 된다. 발은 약해지면 한없이 약해지지만 강해지면 한없이 강해지는 신체기관이다. 신선한 공기와 맞닿아 건강해진 맨발은 신발보다도 안전한 발걸음을 인도할 것이다.

맨발에 대한 코페르니쿠스적 인식의 전환이 필요하다. 단순한 걷기의 수단에서 사유의 진원지로, 단순히 몸을 지지하는 도구에서 생명의 근간이자 원천으로 발에 대한 생각을 바꿔야 한다.

그럴 때 우리의 발은 악취를 풍기는 신체의 한 부위가 아니라 누구에게나 내보이고 싶은 자랑스러운 건강의 상징으로 재탄생하게 될 것이다.

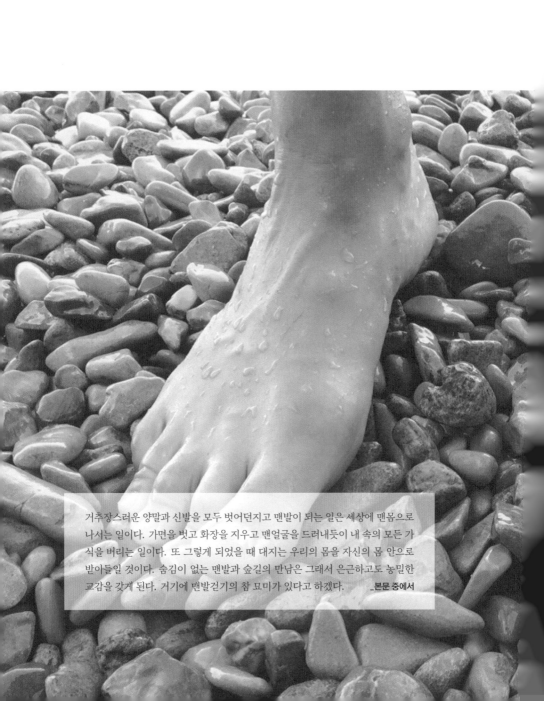

거추장스러운 양말과 신발을 모두 벗어던지고 맨발이 되는 일은 세상에 맨몸으로
나서는 일이다. 가면을 벗고 화장을 지우고 맨얼굴을 드러내듯이 내 속의 모든 가
식을 버리는 일이다. 또 그렇게 되었을 때 대지는 우리의 몸을 자신의 몸 안으로
받아들일 것이다. 숨김이 없는 맨발과 숲길의 만남은 그래서 은근하고도 농밀한
교감을 갖게 된다. 거기에 맨발걷기의 참 묘미가 있다고 하겠다.　　　_본문 중에서

11장

맨발로 느끼는
다양한 감촉

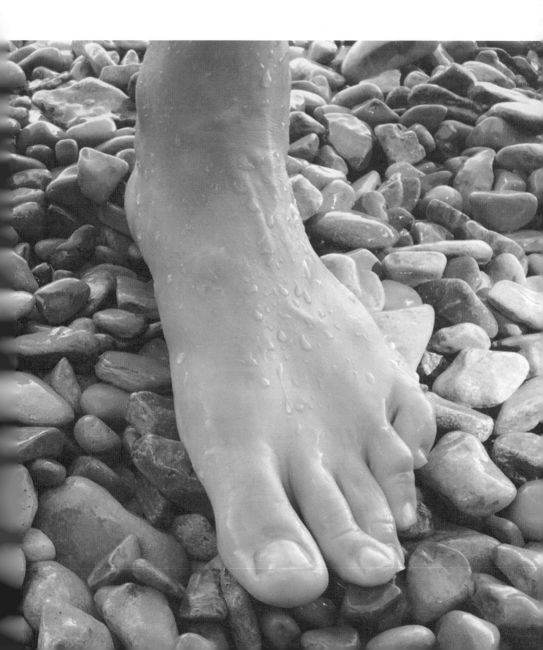

숲길 맨발걷기의 대안

맨발을 하나의 생활양식으로 살아가는 사람들에게 왜 맨발로 사느냐고 물으면 대부분 "Just feel good~그냥 기분이 좋아요"이라고 답한다. 발바닥과 발 밑 물체들의 접촉에서 오는 즐거움이 그들로 하여금 맨발로 걷게 하는 것이다.

흙을 밟을 때의 부드럽고 포근한 감촉, 모랫길을 걸을 때의 간지러운 자극, 콩자갈을 누를 때의 약간은 아프지만 시원한 감촉 등이 바로 맨발걷기의 즐거움이다. 흙이나 모래, 자갈 등을 밟을 때의 부드럽고 시원한 촉감도 그러하거니와 숲길에는 맨발에 자극을 전해주는 수많은 자연의 질료들이 있다.

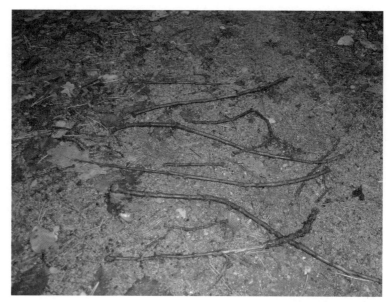

숲길에 떨어진 나뭇가지

길에 떨어진 나뭇잎, 나뭇가지, 솔방울, 도토리 등 밟을 수 있는 것이라면 모두가 각자의 촉감을 지니고 있어 우리의 발을 자극한다. 숲길의 낙엽은 융단을 밟는 것처럼 부드럽고 풍요로운 느낌을 준다. 솔방울을 가만히 밟을 때 오는 즐거움은 말로 표현하기 어려울 만큼 시원하고 유쾌하다.

숲길을 걷는 즐거움은 이렇게 피부 자극을 통한 쾌감에서 오기도 하지만 또 다른 측면에서는 그것은 관능의 아름다운 감각으로부터 시작된다. 맨발로 나뭇잎이나 흙, 모래, 자갈 등이 깔린 숲을 걷는 일은 나의 맨몸을 대지의 맨몸에 밀착시키는 일이기도 하다.

맨몸과 맨몸이 만나는 생생하고 질박한 쾌감이 숲길의 맨발걷기 속에 있다.

거추장스러운 양말과 신발을 모두 벗어던지고 맨발이 되는 일은 세상에 맨몸으로 나서는 일이다. 가면을 벗고 화장을 지우고 맨얼굴을 드러내듯이 내 속의 모든 가식을 버리는 일이다.

또 그렇게 되었을 때 대지는 우리의 몸을 자신의 몸 안으로 받아들일 것이다. 숨김이 없는 맨발과 숲길의 만남은 그래서 은근하고도 농밀한 교감을 갖게 된다. 거기에 맨발걷기의 참 묘미가 있다고 하겠다.

그런데 유감스럽게도 오늘날의 도시는 숲길을 잃어버리고 말았다. 위에서 밝힌 맨발걷기의 즐거움들은 숲의 여러 가지 물체들로부터 얻는 지압효과와 맞물려 그 경이로운 위력을 발휘하게 되는 것이다. 더군다나 온통 아스팔트와 시멘트로 포장되어 있는 도시의 길, 고층 아파트의 주거 방식은 땅과 인간의 간격을 점점 벌려놓고 있다.

아무리 맨발로 땅을 딛고 싶은 열망이 강하더라도 나의 집과 생업이 있는 거주지 근처에 맨땅이 없다면 어떻게 해야 할까? 가끔 일부 도시에는 근린공원이나 들어갈 수 있는 학교 운동장조차 없는 곳들이 있다. 철저하게 대지의 숨구멍을 막아놓은 도시의 현실은 가끔 절망스럽게 느껴지기도 한다.

그렇다고 아스팔트와 시멘트로 포장된 도로에 맨발로 나서라고 권할 수는 없다. 그것은 우리가 추구하는 대지와 맨발의 생명 교감과도 거리가 있을뿐더러 리플렉솔로지 효과를 얻고자 하는 우리의 목적도 제대로 충족시키지 않는다. 딱딱하기만 한 길은 오히려 발의 피로감만 불러오기 때문이다.

집 근처 포장도로를 걷거나 산책할 경우에는 맨발에 발 지압용 슬리퍼를 착용하는 것이 우선적인 대안이 될 수 있다. 신발을 신는 것보다는 그나마 낫기 때문이다.

양말을 신지 않아야 상쾌하게 걸을 수 있고, 또 슬리퍼 바닥에 돌출되어 있는 돌기부분이 강해야 지압효과를 최대화할 수 있다. 그렇게 걷다가도 맨땅을 발견하게 되면 슬리퍼를 벗어들고 맨발이 되어야 하는 것은 당연하다.

2

실내에서 자갈 밟기

만약 외출조차 쉽지 않은 사람들, 혹은 운동을 위해 짬을 낼 수 없는 사람들이 맨발걷기의 즐거움을 느끼려면 어떻게 해야 할까? 숲길 맨발걷기의 즐거움과 효과를 일상생활에서 재현할 방법을 알아보자.

해안에서 듣는다

바다 깊숙이 가슴 앓는 소리

이윽고 파도는

한 무더기 자갈을 토하고 사라진다.

지금도 무엇이 모자라 온몸을 바다에 맡기는가.

자리를 고집하지 않으며

형태를 고집하지 않으며

돌의 성질을 고스란히 간직한

작을수록 빛나는 저 무량의 자갈들

시인 김기홍의 「자갈」이라는 시다.

수십, 수백 년을 물에 씻기며 다듬어진 작은 돌이 자갈이다. 바닷가나 강가에 산재해 있는 자갈은 그래서 파도의 역사이고 강물의 흔적이다. 수많은 세월에 걸쳐 만들어진 물의 조각품이다. 깎인 만큼 물의 세심한 정성이 들어가있는 것이기에 시인은 '작을수록 빛나는 저 무량의 자갈들'이라 노래했나보다.

누구나 이 무량의 자갈들을 맨발로 밟아본 기억들이 있을 것이다. 출렁이는 물결의 싱그러움과 함께 젖은 자갈들을 밟으면 그 시원한 촉감은 상큼하기 이를 데 없다. 부드득 부드득, 사각 사각, 발바닥을 타고 오르는 촉감과 함께 꾹꾹 눌러주는 마사지의 효과도 배가 된다.

강가나 바닷가에서 즐기던 이 유쾌함을 우리의 일상으로 가져올 수는 없을까?

자갈들을 집안으로 들여와보자. 마당이 있는 단독주택이라면 마당에 깔아놓고 맨발로 밟을 수도 있을 것이다. 아파트의 경우는

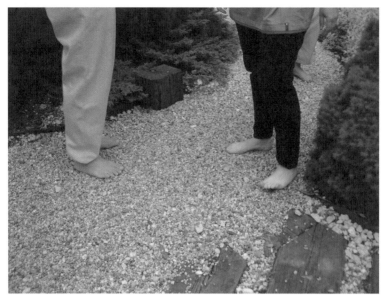

자갈이 깔린 정원

베란다의 한 구석을 자갈밭으로 만들어도 될 일이고, 욕실 바닥에 자갈을 깔아도 된다.

아니면 나무로 상자를 만들어 자갈을 넣고 밟아도 될 일이다. 거실의 크기에 따라 얼마든지 그 크기를 조절할 수 있지만 통상 가로 70cm, 세로 50cm, 높이 7cm 정도의 나무상자를 만들면, 아쉬운 대로 집안에서 자갈밭을 걷는 즐거움을 재현할 수가 있다.

나무 상자의 바닥에는 맨발로 밟을 때 발목이나 무릎 관절에 미칠 충격을 생각해서 이를 흡수할 수 있도록 카펫과 같은 두꺼운 천을 깔아주는 것이 좋다.

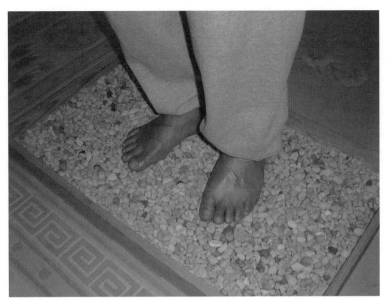

자갈을 담은 나무상자

　자갈은 통상 채취 장소에 따라 바닷자갈, 강자갈, 산자갈로 나 눈다. 바닷가의 자갈은 파도에 오랜 시간 연마되어 둥글고 각이 거 의 없다. 반면 강이나 산에서 채취한 자갈은 연마가 덜 되어 표면 에 우둘투둘한 돌기가 남아있다.

　집안에서의 자갈 밟기는 숲길 맨발걷기를 재현하고, 리플렉솔 로지와 같은 마사지 효과를 극대화시키는 데 의미가 있는 만큼 해 미석과 같이 맨들맨들한 바닷자갈보다는 우둘투둘한 표면을 갖는 강자갈, 산자갈이 더 적당하다고 하겠다.

　결국은 취향에 따라, 또 본인의 느낌에 따라 적당한 자갈을 고 를 일이지만, 크기는 가능한 너무 크지 않은 지름 0.5~1.5cm 정도의 콩자갈이 지압효과를 극대화할 수 있다.

집에서 쉬면서 신문을 보거나 텔레비전을 시청할 때 맨발로 자갈들을 밟아보라. 자갈이 주는 마사지 효과와 함께 바다에 있는 듯 파도소리를 들을 수 있을 것이다.

3

가려운 곳을 긁어주는 솔방울 밟기

숲길에서 만나게 되는 나무 중 참으로 귀한 나무가 소나무이다. 곧게 뻗은 위용도 그렇거니와 붉은색의 껍질을 주단처럼 드러내는 소나무의 그 우아함은 다른 나무들을 압도한다. 거기다 사시사철 푸르름을 자랑하는 소나무의 기개와 생명력은 인간들에게 커다란 가르침을 주기도 한다.

그래서 이시진은 『본초강목』에서 '소나무는 모든 나무의 어른'이라고 쓰고 있다. 애국가에도 '남산 위에 저 소나무 철갑을 두른 듯, 바람서리 불변함은 우리 기상일세'라고 노래할 정도이니 그 존귀함은 다시 언급하지 않아도 될 것 같다.

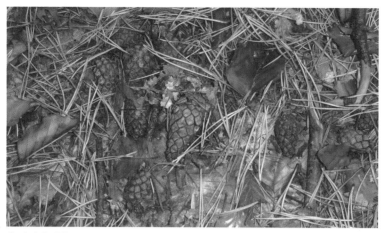
숲길의 솔방울

　소나무 숲길을 걸을 때면 우선 노랗게 물들어 떨어진 솔잎의 감촉이 살갑게 다가온다. 가끔은 날카로운 바늘로 발바닥을 콕콕 찌르기도 하지만 그 통증마저도 신선하다. 가는 바늘들을 깔아놓은 듯 그 정렬함이 예사롭지 않지만 솔잎들은 그 쌓인 두께만큼의 포근함도 잊지 않는다.

　또한 나무 밑에 떨어져있는 솔방울은 밟으면 발바닥을 시원하고 상쾌하게 지압하여 준다. 솔방울은 씨앗이 빠져나간 빈자리로 인해 탄력을 갖게 된다. 솔방울의 이 탄력은 맨땅을 밟는 딱딱한 느낌과는 전혀 다르다.

　맨땅이 주지 못하는 지압 효과도 그 안에 담고 있을 뿐 아니라 비슷한 땅을 오래 걸었을 때 생길 수 있는 피로감도 말끔히 씻어준다. 그래서 숲길에서 만나는 솔방울은 매우 반갑다.

잠시 걷는 것을 멈추고 발바닥 여러 부위로 여기저기 떨어져 있는 솔방울들을 밟아본다. 마치 가려운 곳을 긁는 듯 시원하고 상쾌하다. 그와 함께 소나무의 기개와 생명력도 몸의 각 부위로 전해지는 듯하다.

솔방울도 소나무의 종류에 따라 크기와 모양이 가지각색이다. 우리네 토종 소나무의 솔방울은 껍질이 딱딱하고 둥글어 맨발로 밟기에 적당하다. 이로 인해 시원한 촉감과 자극을 선사한다.

북미에서 자라는 소나무들의 솔방울은 우리네 솔방울과 비슷하지만, 솔방울의 껍질이 조금 더 부드럽고 타원형의 모습을 보이고 있어 사뭇 편안하고 아늑한 느낌을 준다.

한편 유럽의 알프스 산맥에서 자라는 전나무들의 솔방울은 그 껍질이 더욱더 연해져 느낌이 마치 종이뭉치를 밟는 듯하다. 그 모양도 길쭉해서 솔방울을 밟는 감칠맛과 시원함은 조금 덜한 편이다.

이렇게 숲길에서 밟는 솔방울들을 주위와 집에서 밟는 것도 숲길 맨발걷기의 즐거움과 유쾌함을 더 가깝게 누리는 훌륭한 방법이다.

다만 숲속의 솔방울들은 음지에서 적절한 습도를 유지하며 그 본래의 모습을 간직하고 있어 대부분 맨발로 밟기에 적절하지만, 숲을 떠난 솔방울은 금세 건조해진다. 그래서 어느 틈인가 본래의 다소곳한 모습을 버리고 되바라지게 벌어질 뿐만 아니라 껍질도 맨발로 밟기에는 너무나 딱딱하게 변해버린다.

그래서 가능한 자연 상태를 유지할 수 있도록 그늘진 곳에 보관하면서 수시로 물을 뿌려 적절한 수분을 유지하는 노력이 요구된다.

4

몸의 피로를 날리는 도토리 밟기

가을철 숲길에서 지천으로 만나게 되는 도토리는 맨발로 밟기에 가장 적합한 질료의 하나이다. 도토리는 상수리나무, 떡갈나무, 졸참나무, 물참나무, 갈참나무, 돌참나무, 신갈나무 등 참나무과의 식물에 열리는 열매를 통틀어서 지칭한다.

도토리는 전 세계 곳곳의 고대 주거지에서 예외 없이 발굴되고 있는 것으로 보아 먼 조상 때부터 식량으로 이용되었던 것으로 보인다. 우리나라의 경우에도 옛날 시골 고을에 부임하는 수령들은 언제 닥칠지 모를 가뭄과 기근에 대비하여 부임과 함께 참나무를 심었다고도 한다. 구황작물의 역할을 톡톡해 해왔던 것이다.

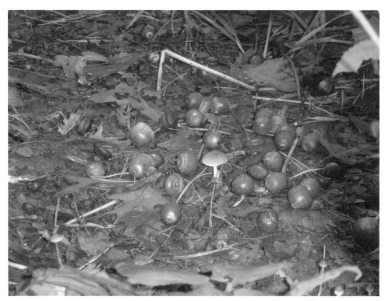

숲길의 도토리

현대에도 도토리는 묵의 재료 등으로 꾸준히 이용되고 있다. 그러나 현대엔 먹을거리가 비교적 풍부하기에 도토리가 인간의 주식재료로 쓰이는 일이 줄기는 했다. 현대인에게 도토리는 식재료보다 다람쥐 같은 야생동물의 먹이로 인식되고 있다.

그런데도 가을 숲의 도토리는 여전히 우리에게 줍고 싶은 열매이다. 어릴적 돌로 참나무의 도토리를 따던 추억 때문일까, 아니면 고대 인류로부터 내려온 채취의 본능 때문일까. 국민대학교 전영우 교수도 그의 책『숲 - 읽기, 보기, 담기』에서 이러한 도토리 줍기를 '석기문화에 대한 향수, 채취본능에 대한 욕구 충족은 아닐까'라고 적고 있다.

그러나 맨발로 숲길을 걷는 일은 자연의 순리를 느끼고 체험하는 일이다. 숲길에서 만나는 모든 생명을 아끼고 사랑하는 마음이 맨발걷기의 첫걸음이다. 따라서 언제 어느 곳에서나 필요 이상의 열매 채취는 경계해야 한다.

참나무를 돌로 내려치는 일은 물론이거니와 숲길에 떨어진 도토리를 줍는 일도 지나치게 해서는 안 된다. 야생 동물들의 겨울나기에 해가 되지 않을 정도여야 한다.

이렇게 조금씩 주어온 도토리들을 나무상자에 담아놓고 맨발로 밟으면 훌륭한 천연의 발 지압판이 된다. 그 크기도 적당할 뿐만 아니라 둥글고 단단하여 맨발지압에는 안성맞춤이다.

매끄러운 과피의 질감도 좋고, 또 열매의 아랫부분은 깍정이로 쌓여있어 과피와는 또 다른 촉감을 전한다. 그리고 타원형의 꼭지 부분에는 뾰족한 돌기가 있어 간혹 잘못 밟으면 침을 맞는 듯이 아프지만 그 역시 시원한 통증이다.

도토리들도 그 생육 과정에 따라 어린놈부터 완숙한 놈까지 여러 단계로 나눌 수 있다. 그에 따라서 밟는 느낌도 다양하게 나타난다.

꽃이 진 후 수주 째 되는 7월경부터 참나무 밑에는 아주 여리고 작은 도토리들이 깍정이를 달고 떨어지기 시작한다.

깍정이의 까칠한 느낌도 도토리 밟기에서 얻을 수 있는 신선한 촉감 중의 하나이다.

과피가 이제 겨우 여물기 시작하여 맨발로 밟기에는 다소 안쓰럽기도 한 이때의 도토리는 자근자근 밟다보면 발바닥에 간지러울 정도의 유쾌한 자극을 준다. 집에서도 숲길을 걷는 듯한 상쾌함을 얻을 수 있을 것이다.

8월경의 도토리는 이제 제법 커져서 그 모양을 갖추고, 껍질도 단단해진다. 9-10월경이 되면 완전하게 성장한 도토리가 깍지를 벗고 후두둑후두둑 떨어져내린다. 손가락 한 마디 정도의 크기로 자란 도토리는 이제 한 치의 틈도 없이 알이 차 있다.

이렇게 잘 여문 도토리들을 주어다 맨발로 밟는 느낌은 아주 좋다. 발바닥으로 전해오는 압박은 어린 열매의 그것보다 훨씬 강력하다. 몇 번만 밟아도 몸의 피로가 시원하게 날아가버린다.

인간에게 오랜 시간에 걸쳐 먹을거리를 제공해왔던 도토리가 오늘날 맨발걷기의 질 좋은 재료로 다시 태어나고 있다. 그 튼실한 열매가 알차게 발바닥을 자극하면서 자연의 생명력을 온몸으로 밀어올려주는 것이다.

여인의 손길 같은 개암나무 열매 밟기

개암나무는 높이 2~3m의 크기로 자라는 참나무목 자작나무과의 낙엽활엽관목이다. 나무둥치의 색깔은 짙은 갈색이고, 통상 10~20여 뿌리의 곧게 뻗은 지름 3~4cm의 나무 둥치들이 모여서 한 무리의 개암나무를 이룬다.

한 나무에서 암수의 꽃이 동시에 피고, 9~10월까지 지름 1~2cm의 둥근 원형이나 타원형 모양의 연갈색 개암나무 열매Hazelnut를 키워낸다. 넓은 총포에 쌓인 이 개암나무 열매는 대부분 둘 또는 세 개씩 뭉쳐서 열리고, 생긴 것이 도토리와 흡사한데 익은 후에는 연한 갈색이나 노르스름한 젖빛을 띠고 과피果皮는 도토리보다 훨씬 부드럽고 연한 느낌을 준다.

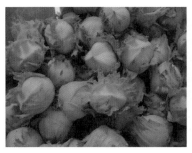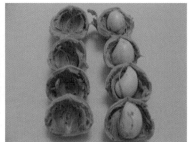

개암나무 열매(헤이즐넛)

개암나무 열매는 여름은 서늘한 지역에서 겨울은 따스한 온대 지방에서 열매를 맺는다. 터키의 흑해 연안에서 전 세계 생산량의 70~75%가 나오고, 이태리, 프랑스의 지중해 연안지방 그리고 미국의 오레곤주 등에서 대량생산된다.

서양에서 개암나무 열매는 헤이즐넛 향 커피를 만드는 재료로 이용되어 사람들의 일상에 친근하게 닿아있다. 또한 단면으로 얇게 잘라서 케이크 등의 디저트 토핑 재료로도 많이 사용되고 있다.

개암을 우리나라 전라도 지방에서는 사투리로 '깨금'이라고 부르는데 이 열매를 입으로 깨물어 먹으면 딱하고 깨지는 소리에 도깨비가 놀라 도망간다는 전설도 전해내려온다.

한방에서 진자榛子로 불리고 있는 개암은 단백질과 불포화지방이 많아 기력을 키울 뿐만 아니라 오랫동안 계속해서 먹으면 위와 장을 튼튼하게 해주는 것으로 알려져 있다. 그래서 개암을 장복한 사람은 배고픔을 모른다는 말이 생겨났다고도 한다.

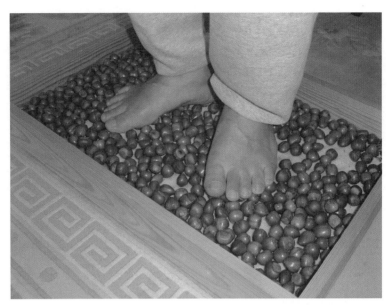

개암나무 열매를 담은 나무상자

개암나무 열매는 나무에 열려 다 익을 즈음이면, 내부의 과육果肉이 과피를 거의 다 채울 만큼 탱글탱글하여 보기에도 알차고 튼실해 보인다. 그러나 잘 익어 나무에서 떨어지고 나면 금방 수분이 5~8% 수준까지 떨어지면서 과피 속의 과육이 건조되어 오그라들게 된다.

이에 따라 비교적 껍질이 얇고 부드러운 과피와 말라서 오그라든 과육 사이에 공간이 생겨 맨발로 밟을 경우 적절한 탄력감을 준다. 이 부드러운 탄력감은 도토리와는 또 다른 개암나무만의 독특한 질감이다.

개암나무 열매는 이런 특성 때문에 맨발걷기에 있어서 또 하나의 훌륭한 질료가 된다.

가로 70cm, 세로 50cm 정도의 나무상자 안쪽에 얇은 천을 깔고 개암나무 열매가 전체 면적의 약 80~90%를 덮도록 깔아보자. 그리고 그 위를 맨발로 걸어보자.

개암나무 열매를 밟을 때의 그 부드럽고 상큼한 느낌은 맨몸으로 비단금 위를 구르는 듯한 기분을 갖게 한다. 그리고 섬섬옥수의 여인이 맨발을 살포시 주물러주는 듯 편안함과 유쾌함까지 선사한다.

그래서 나는 이 개암나무 열매를 맨발인의 영원한 반려자라고 말하고 싶다.

6

매끄럽고 시원한 대나무 밟기

대나무는 예로부터 선비정신의 상징이었다. 대나무의 곧고 굳은 성질과 한 번에 갈라지는 대쪽의 특성, 속은 비우고 하늘 높이 치솟은 모습, 사시사철 늘푸른 잎 등이 선비의 덕목과 닮았기 때문이리라.

고산 윤선도의 「오우가」에는 대나무에 관한 시가 있다.

나무도 아니고 풀도 아닌 것이,
곧기는 누가 시켰으며, 속은 어찌하여 비어 있느냐
저러고도 네 계절에 늘 푸르니, 나는 그것을 좋아하노라.

오늘날에도 집의 정원이나 화분에 대나무를 기르는 사람들이 있는 바, 이 역시 대나무의 곧은 정신을 본받고자 함일 것이다.

대나무는 전 세계에 골고루 분포되어 있다. 그 종류도 무려 1,250종에 이르고 이름도 왕대고죽, 솜대담죽, 맹종죽죽순대, 오죽, 참대, 산죽, 조릿대 등으로 다양하다. 그 중에서도 위에서 서술한 대나무의 성질을 가장 전형적으로 드러내는 것은 바로 왕대고죽다.

왕대는 줄기도 굵고 넉넉하거니와 표피의 광택이 풍부하고 아름답다. 그래서 왕대는 전통적으로 죽공예 제품의 제작에 고루 이용되어 왔고, 죽세공산업의 중심에 설 수 있었던 것이다.

선비정신의의 상징인 왕대는 맨발걷기에서도 중요한 재료가 될 수 있고 또 실제로도 그렇게 이용되고 있다. 매끈하고 곧은 줄기의 성질이 맨발로 밟기에 알맞을 뿐만 아니라 마디의 돌출 부위는 족침과 같은 적절한 지압효과를 주기도 하기 때문이다.

해외여행 시 국내 항공기를 타면 장시간의 착석에 따른 손님들의 피로를 해소시키키 위한 수단으로 왕대나무 두 쪽을 제공하는 경우가 있다. 컴컴한 기내에서 하얀 테이블보를 바닥에 깔고 제공받은 왕대나무를 이용해본 사람들은 안다. 둥글고 단단하면서도 매끈매끈한 왕대를 밟고 있으면, 비행 중의 여독이 저도 모르게 스르르 풀린다는 것을. 지압 전문가로부터 발 마사지를 받는 것에 비견할 수 있을 정도의 시원함이 거기에 있다.

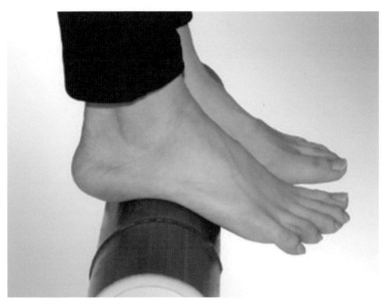

대나무 지압판

왕대나무는 일상에서도 충분히 활용할 수 있다. 지름 5~10cm의 왕대 한두 마디를 잘라서, 그를 두 쪽으로 쪼개 카펫 등지에 반듯이 엎어놓고 줄기와 그 마디 부분을 맨발로 밟아보자.

우선 대나무 표피의 단단하고 매끄러운 질감이 맨발에 시원한 느낌을 선사할 것이다. 또 발바닥의 여러 부위를 돌아가며 밟아주면 곳곳의 반사구들이 자극을 받게 된다. 이는 지압효과로 이어져 일과 중에 쌓였던 피로와 스트레스를 말끔하게 씻어준다.

한여름 대나무 밭을 훑고 지나가는 한 줄기 바람처럼 가벼워지는 몸, 맨발로 대나무를 밟고 있으면 대나무 밭의 청량한 바람소리를 들을 수 있다.

맨발걷기의 대중화를 위한 제언

앞에서도 언급했듯, 세계보건기구WHO는 '개인과 사회의 건강과 웰빙을 위한 운동 권고안'을 발표한 바 있다. 그 권고안에서 세계 보건기구는 '하루 30분의 걷기나 자전거 타기를 규칙적으로 할 것'을 권장하고 있다.

세계보건기구에 따르면 매일 30분씩 걷기 운동을 하면 심장마비나 당뇨, 비만 등 운동 부족에서 비롯되는 성인병과 고혈압 등의 혈압 관련 질병에서 벗어날 수 있으며, 스트레스, 불안, 의기소침, 외로움 등 앉아서 일하는 생활에서 오는 각종 정신적 장애들을 50% 정도 감소시킨다고 한다.

나는 이 책에서 하루 1시간 정도의 숲길 맨발걷기가 가져오는 근원적 즐거움과 현대 문명병 및 각종 성인병에 대한 경이로운 치유효과들을 이야기해왔다. 또한 하루 1시간의 맨발걷기는 정신적 장애들에 대해 세계보건기구가 밝히고 있는 50%를 넘어 70~80%까지도 치유효과를 볼 수 있으리라는 믿음도 밝힌 바 있다.

그렇다면 이렇게 훌륭한 건강 비법인 맨발걷기를 현대 인류의 삶에 어떻게 접목시켜 범국민 운동으로까지 확산시킬 수 있을 것인가? 이에 아래의 몇 가지 방안을 제시한다. 또한 이를 통해 국민들의 건강을 위한 사회 각 계층의 적극적인 관심과 동참이 유도되었으면 하는 소망을 가져본다.

첫째, 국가와 각급 지방자치단체들은 시민들이 걸을 수 있는 숲과 흙길을 만들어야 할 것이다. 그것이 어렵다면 적어도 근린공원 등의 시멘트 포장길이나 보도블록 등은 원래 모습인 흙길로 복원하여 사람들이 언제든지 맨발로 흙을 밟을 수 있도록 하자. 그리고 흙길이 조성된 공간에는 맨발로 걸은 후 씻을 수 있는 세족시설을 설치해 시민들의 편의를 도모해야겠다.

둘째, 각 가정에서는 자녀들에게 어린 시절부터 가능한 한 맨발로 걷고 뛰노는 습관을 만들어주자. 하루 한 시간 정도는 주변 흙길에서 맨발걷기를 실천할 수 있도록 하고 그것이 어려울 경우, 집 안에서 자갈이나 대나무, 개암나무 열매 등을 맨발로 밟을 수 있도록 준비해두자. 이것은 특히 입시 준비생을 둔 가정에 적극 추천한다.

셋째, 각급 학교에서는 학생들이 실내화 대신 가능한 맨발로 생활할 수 있도록 지도하자. 그리고 체육시간, 야외활동시간 등은 맨발로 진행되도록 해보자. 맨발의 학내 생활은 학생들의 신체적 건강뿐 아니라 입시준비 등에서 오는 스트레스를 풀어주어 정신적 건강도 유지할 수 있도록 도와줄 것이다.

넷째, 의학계는 맨발걷기를 통한 문명병의 예방과 치유효과에 대한 적극적인 연구를 해야 한다. 이런 연구와 실험은 맨발걷기의 치유효과를 객관화시키는 일이다. 이를 통해 현대 의학은 그 지평을 더 넓힐 수 있고 환자들은 새로운 생명의 기회를 마련할 수 있을 것이다. 특히 비만이나 콜레스테롤에 의한 심혈관 질환, 동맥경화, 고혈당증, 당뇨, 간 기능 장애 및 스트레스의 축적에 의한 심인성 질환 등의 경우 맨발걷기는 기본적인 처방의 하나가 되어야 할 것이다. 실제 인도 뱅갈로우 시에 있는 진달 자연요법 병원Jindal's Naturopathy Hospital에서는 병원 주위에 자갈길을 만들어 환자들에게 맨발걷기를 처방하고 있다.

다섯째, 체육계에서도 맨발걷기를 운동 및 훈련 방법의 하나로 검토하여야 한다. 모든 운동은 다 정신집중과 신체적인 긴장의 완화를 기본으로 한다. 맨발로 걷고, 뛰는 훈련을 통해 정신집중과 심신의 이완 효과를 극대화할 수 있으리라 믿는다.

본서를 통해 수백 만 년 동안 인류와 함께 했던 맨발걷기가 오늘날 건강과 생명의 비답으로 새롭게 그리고 체계적으로 연구되고 조명되기를 기대한다.

맨발걷기의 첫걸음

초판 1쇄 발행   2023년 03월 15일
초판 3쇄 발행   2023년 10월 20일

지은이   박동창
펴낸이   이종문(李從聞)
펴낸곳   국일미디어
등 록   제406-2005-000025호
주 소   경기도 파주시 광인사길 121 파주출판문화정보산업단지(문발동)
          서울시 중구 장충단로 8가길 2 (장충동 1가, 2층)

영업부   Tel 031)955-6050 ┃ Fax 031)955-6051
편집부   Tel 031)955-6070 ┃ Fax 031)955-6071

평생전화번호   0502-237-9101~3

홈페이지   www.ekugil.com
블 로 그   blog.naver.com/kugilmedia
페이스북   www.facebook.com/kugilmedia
이 메 일   kugil@ekugil.com

ISBN   978-89-7425-880-1 (13510)